# カラダから出る「カタチのある」もの "キャラクター図鑑"

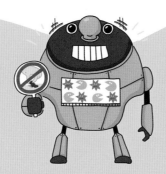

監修：**藤田紘一郎**
（東京医科歯科大学名誉教授）

イラスト：**とげとげ。**

誠文堂
新光社

いきなりですが、こっそりと指で、鼻をほじってみてください。「鼻くそ」が出てきた人も多いのではないでしょうか。

つづいて、うでをこすってみましょう。消しゴムのカスのようなものが出てきたのではないでしょうか。これを「アカ」といいます。アカはうでだけでなく、からだのいろいろな場所から出ます。

これらの「鼻くそ」や「アカ」といった、みんなのからだから出る「カタチのある」ものは、ほかにもたくさんあります。

うんこ、おしっこ、汗、つばといった、みんなが毎日出しているもの。かさぶた、唇のささくれといった、ときどき出るもの。たんこぶや水ぶくれといった、1年に1〜2度出るもの……。じつに、いろいろな種類があるのです。

みんなは、からだから出る「カタチのある」ものの多くを、「キタナイ」「やくにたたない」などと思ってはいませんか？

「うんこはくさいし、へんな色をしていて気もちわるい……」「水ぶくれ

なんてなんの意味もない！」などと思っている人もいるはずです。

　でも、それは大きなまちがいです。

　うんこや水ぶくれといった、からだから出る「カタチのある」ものの多くは、みんなの健康を保つために出ています。「カタチのある」ものがからだから出ることで、わたしたちは元気にあるいたり、はしったりできているのです。

　この本では、からだから出る「カタチのある」ものを、ユニークなキャラクターにして、紹介しています。ぜひ、自分の好きなキャラクターを見つけ出してください。

　そうして、たのしみながら「鼻くそが、なぜ出るのか」「鼻くそは、どうやってできるのか」などをまなんでいきましょう。

　うんこや鼻くそ、つば、目ヤニ……。からだから出る「カタチのある」ものは、偉大な存在です。ユニークなキャラクターにしたしみを感じながら、からだのふしぎをまなんでいきましょう。

# この本の読み方

この本では、からだから出る「カタチのある」ものを、ユニークなキャラクターにして紹介しています。そのためたのしみながら、からだのふしぎをまなぶことができます。イラストや図ももりだくさんなので、内容がスッと頭に入ってきます。ぜひ、親子や友だち同士でたのしみましょう！

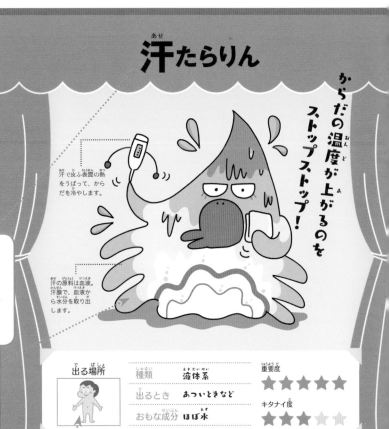

## 汗たらりん

からだの温度が上がるのをストップストップ！

汗で皮ふ表面の熱をうばって、からだを冷やします。

汗の原料は血液。汗腺で、血液から水分を取り出します。

| 出る場所 | 種類 | 液体系 | 重要度 ★★★★★ |
|---|---|---|---|
| | 出るとき | あついときなど | |
| | おもな成分 | ほぼ水 | キタナイ度 ★★★☆☆ |

⑱

## ゆかいなキャラクター名

キャラクターにあいちゃくがわくような名前をつけました。どうしてその名前がついたのか、みんなで考えてみましょう。

## ユニークなキャラクター

からだから出るものを、特徴をとらえながらユニークなキャラクターにしました。お気に入りのキャラクターをさがし出しましょう。

## 出る場所

からだにはいろいろな出入り口があります。からだから出るものは、どこから出るのでしょうか？　イラストでわかりやすく紹介しました。

## 種類・出るとき・おもな成分

どんな種類で、どんなときに出るのか、そして、どのような成分でできているのかをまとめました。

## なぜ 出る の?

あつい夏や運動したあとは、からだの中に熱がたまり、体温が上がろうとします。人の体温は、36～37度くらい。これ以上になると、からだの調子はわるくなります。そこで、体温の上昇をふせぐために、人は汗を出します。

汗はほぼ水分でできていて、からだの外に出た汗は、外の高い気温によってかわきます。このとき、からだの皮ふ表面の熱もうばっていき、からだは冷えます。

あつい夏は1日に1～2リットル、運動すると2～3リットルの汗をかきます。汗をかくことはとても大切なことなのです。

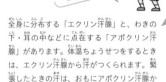

汗腺は200～500万個あるんだって!

## どうやって でき るの?

汗の原料は血液です。人の皮ふの中には「汗腺」というものがあります。汗腺は毛細血管とつながっていて、血液から塩分と水分を取り出してろ過し、塩分は血液にもどし、ほぼ水分のじょうたいにして、汗にしています。

汗をかくのは、体温を下げるためだけではありません。緊張時にもかきます。汗腺には、全身に分布する「エクリン汗腺」と、わきの下・耳の中などに点在する「アポクリン汗腺」があります。体温ちょうせつをするときは、エクリン汗腺から汗がつくられます。緊張したときの汗は、おもにアポクリン汗腺からつくられるのです。

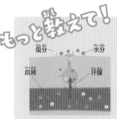

### 汗がしょっぱいのは、なぜ?

塩分　水分

血液　汗腺

「エクリン汗腺」でつくられる汗の成分は、99パーセントが水分で、ほんの少しだけ塩分などが入っています。

そのため、ふだんはしょっぱくはないのですが、たくさん汗をかくと、血液のろ過が追いつかず、塩分の量がふえてしまうのです。

運動したときに、汗をなめるとしょっぱいのは、汗の量が多いからなんだよ

⑲

---

### なぜ出るの?

からだから出るものは、なぜ出るのか、その理由があります。その理由には「え?」とおどろくことも多くあります。ここでていねいに解説しています。

### どうやってできるの?

からだから出るものが、どうやってできるのかを説明しています。ページによっては、ほかのテーマを説明している場合もあります。

### もっと教えて!

ページによっては「もっと教えて!」のコーナーがあります。一歩ふみ込んだお話を紹介しています。

### イラストももりだくさん

文章だけではなく、イラストも多くつかっており、より理解をふかめることができます。先生や子どものイラストのセリフにも注目です!

### 重要度・キタナイ度

そのからだから出るものは、からだにとって、どれほど重要な存在なのか、あるいは、どのくらいキタナイものなのかを「星」の数であらわしました。

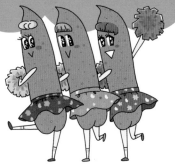

# 目次

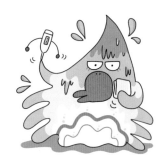
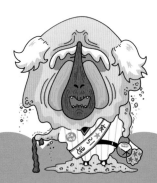

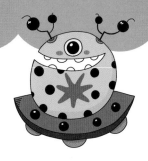

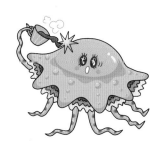

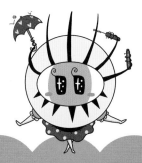

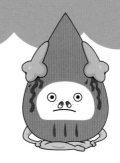

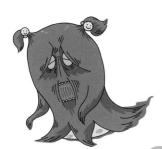

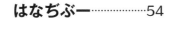

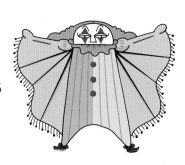

企画・編集・執筆：永峰英太郎

ブックデザイン：白畑かおり

DTP：武中祐紀

# からだのつくり

「からだから出るもの」の理解をふかめるには、
からだの中にある、さまざまな内臓のやくわりを知ることが大切です。

ここでまなんでいきましょう。

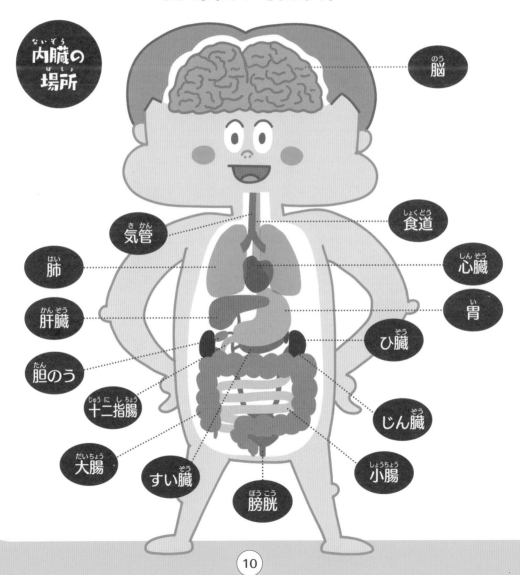

内臓の場所

脳

気管

食道

肺

心臓

肝臓

胃

ひ臓

胆のう

十二指腸

じん臓

大腸

すい臓

小腸

膀胱

脳【のう】：神経系 — 思考や運動、呼吸など人のからだ全体を支配しています。脳から、からだのいろいろな部分に命令を出します。

食道【しょくどう】：消化器系 — 食べものの通る道。長さ25センチ、太さ2センチ程度のつつ状の臓器。口から入った食べものを胃までおくります。

気管【きかん】：呼吸器系 — 喉頭から気管支（肺につながる太い気道）までの部分のこと。肺に空気をおくるやくわりがあります。

肺【はい】：呼吸器系 — 酸素を体内に取り込んだり、からだの中でいらない二酸化炭素を外に出します。

心臓【しんぞう】：循環器系 — 人が生きていくためにひつような血液を、からだじゅうにおくり出すためのポンプ。

肝臓【かんぞう】：消化器系 — からだにひつようなさまざまな物質をつくり、からだにひつようない有害な物質を体外に出すやくわりもあります。

胃【い】：消化器系 — 食べものを少しのあいだためて、殺菌や消化しながら、ドロドロにして腸におくり出します。

ひ臓【ひぞう】：免疫系 — 古くなった血液の成分をこわしたり、病気をやっつける物質をつくりだします。

胆のう【たんのう】：消化器系 — 肝臓でつくられた胆汁をためておく場所。すい臓、十二指腸などと管でつながっています。

じん臓【じんぞう】：ひ尿器系 — 血液をろ過して、おしっこをつくり出します。

十二指腸【じゅうにしちょう】：消化器系 — 胃と小腸をつないでおり、胃からおくられてきた食べものにすい液や胆汁などをまぜて、小腸におくります。

すい臓【すいぞう】：消化器系 — 食べものを消化するすい液をつくり、十二指腸におくり出すはたらきをしています。

小腸【しょうちょう】：消化器系 — 胃や十二指腸で消化された食べものをさらに分解し、栄養素を吸収するはたらきをしています。

大腸【だいちょう】：消化器系 — 大腸は、水分やミネラルを吸収し、うんこをつくります。

膀胱【ぼうこう】：ひ尿器系 — じん臓でつくられたおしっこをためて、まんぱいになると外に出します。

# 究極うんこガールズ

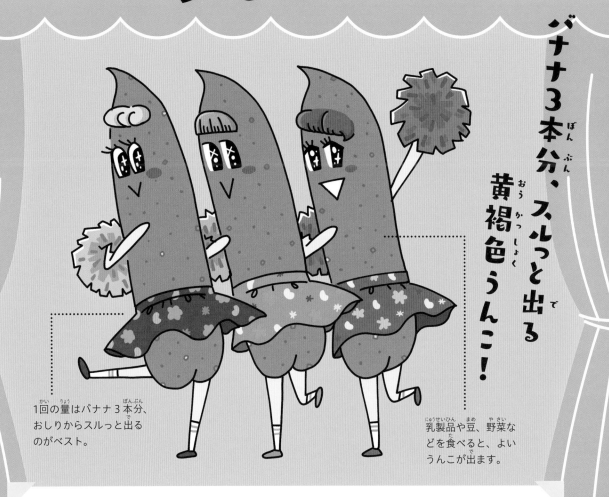

バナナ3本分、スルっと出る黄褐色うんこ！

1回の量はバナナ3本分、おしりからスルっと出るのがベスト。

乳製品や豆、野菜などを食べると、よいうんこが出ます。

| 出る場所 | 種類 | 固体系 | 重要度 |
|---|---|---|---|
| 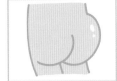 | 出るとき | 食べたあと | ★★★★★ |
| | おもな成分 | 水分、食物繊維 | キタナイ度<br>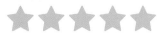 |

# なぜ 出る の?

食べものが口に入ると、歯でくだかれ、つばとまざります。そして胃におくられ、胃液で消化されてドロドロになります。次に十二指腸におくられ、胆のうにたまっている胆汁などとまざり、体内に吸収されやすいじょうたいになります。胆汁は食べものを消化するのを助けるやくわりがあります。うんこの黄色っぽい色は、この胆汁がつけています。

次に向かうのは、小腸。ここで食べものの栄養素は吸収されて、肝臓に集められ、血液を通じて全身におくられます。残った食べものは大腸におくられ、水分をすい取られながら、腸にすむ500種類以上の細菌に、最後の栄養分を抜き取られていきます。

栄養素と水分がなくなった食べものは、うんことなって、外に出ていくのです。

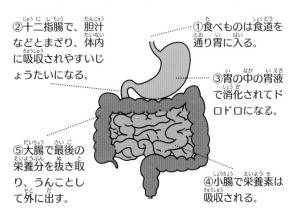

②十二指腸で、胆汁などとまざり、体内に吸収されやすいじょうたいになる。

①食べものは食道を通り胃に入る。

③胃の中の胃液で消化されてドロドロになる。

⑤大腸で最後の栄養分を抜き取り、うんことして外に出す。

④小腸で栄養素は吸収される。

本当にいらないものなのね!

# どんなうんこが いい の?

大腸には500種類もの細菌がいて、食べものから栄養分を吸収していきます。このときにインドール、スカトールなどのガスを出します。これがうんこのにおいのげんいんです。

腸には、健康によい「善玉菌」と、病気をよび起こす「悪玉菌」があります。肉ばかりを食べていると、悪玉菌がふえます。においもくさくなります。乳製品や豆、野菜などを食べて、善玉菌をふやすことが大事です。

1回の量がバナナ3本分、おしりからスルっと出て、お味噌くらいの固さ、黄褐色。においはかすかで、ゆっくり水にしずむ――。これが健康なうんこです!

大腸の500種類の細菌を合計すると、100兆個以上になるんだ

# うんこのなかま

うんこは、いろいろなカタチをしています。
みんなもよく知っている4つのカタチを紹介します！

## とぐろ うんこ

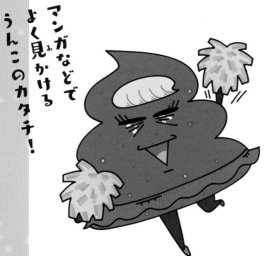

マンガなどで
よく見かける
うんこのカタチ！

うんこと聞くと、このカタチを思いうかべる人も多いのではないでしょうか。健康的なうんこのひとつです。

## つぶつぶ うんこ

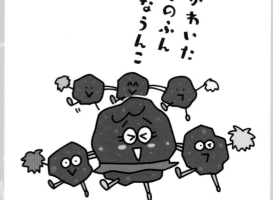

固くかわいた
ウサギのふん
みたいなうんこ

なかなかうんこが出ないと、つぶつぶになったうんこが出るようになります。小さな動物のうんこみたいです。

# びちゃびちゃ うんこ

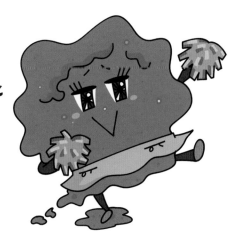

お腹をくだすと出るうんこ！

わるい食べものを口にすると、ゲリになってしまうことがあります。そんなときに出るのが、びちゃびちゃうんこです。

# カチカチ うんこ

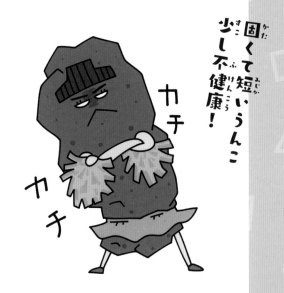

固くて短いうんこ少し不健康！

カチ
カチ

ちょっと短めで、固くなったうんこ。べんぴの人は、カチカチうんこになりがちです。

# おしっここぞう

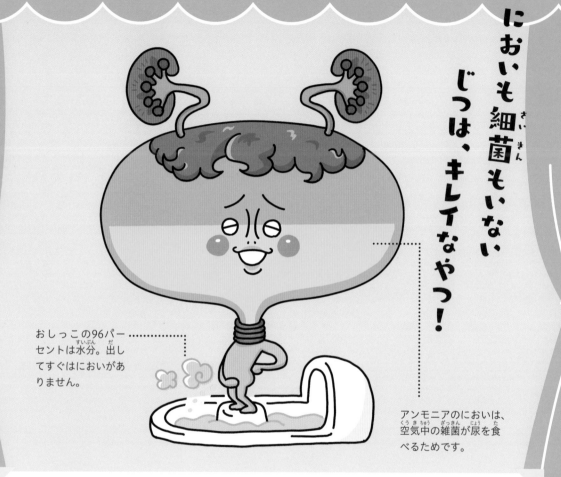

においも細菌もいない

じつは、キレイなやつ！

おしっこの96パーセントは水分。出してすぐはにおいがありません。

アンモニアのにおいは、空気中の雑菌が尿を食べるためです。

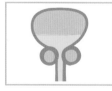

| 出る場所 | 種類 | 液体系 | 重要度 |
|---|---|---|---|
| | 出るとき | 膀胱が満タン | ★★★★★ |
| | おもな成分 | ほぼ水 | キタナイ度 |

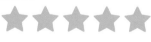

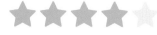

★★★★☆

# なぜ 出る の?

食べものは、腸によって栄養分に変えられ、血液に入り、全身におくられます。

みんなは、この栄養分をつかって、はしったり、からだを成長させたりしているのです。このとき、からだにはいらないなものも出ます。これらを集めて、からだの外に捨てるのが、おしっこのやくわりなのです。

みんなは「おしっこはくさいもの」と思っていませんか？　おしっこの96パーセントは水分で、残りの4パーセントは、尿素、イオン類、色素などでできています。「アンモニアはふくまれないの？」と思ったかもしれませんね。じつは、出したてホヤホヤのおしっこには、ふくまれないのです。

出してしばらくすると、空気中の雑菌が尿を食べて、アンモニアのにおいを出すのです。出してすぐのおしっこは、においもなければ細菌もいなくて、とってもキレイなのです。

# どうやって でき るの?

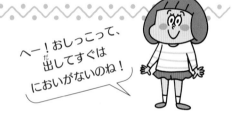

へー！おしっこって、出してすぐはにおいがないのね！

おしっこをつくる場所は「じん臓」です。からだにいらないものは、血液によって、じん臓にはこばれてきて「じん小体」というところにある糸球体（細い血管の束）で、ろ過されます。これを原尿といいます。

原尿は次に尿細管におくられ、ここで、からだにはいらないものを再チェックし「いらないもの」と「栄養のあるもの」とに分けます。

栄養のあるものは、からだに取り入れられますが、いらないものは、捨てないといけません。そこで、いらないものは「膀胱」におくられていき、いっぱいになると脳が「トイレにいけ！」と指令を出し、おしっこがしたくなり、外へと出ていくのです。

● おしっこのしくみ

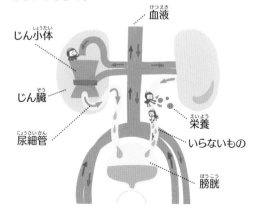

血液
じん小体
じん臓
尿細管
栄養
いらないもの
膀胱

# 汗たらりん

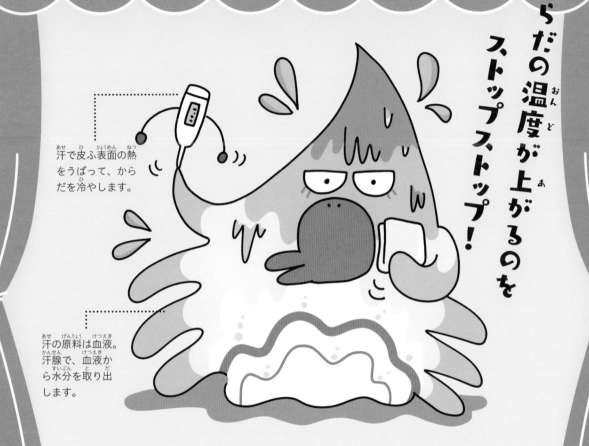

からだの温度が上がるのを
ストップストップ！

汗で皮ふ表面の熱をうばって、からだを冷やします。

汗の原料は血液。汗腺で、血液から水分を取り出します。

| 出る場所 | | |
|---|---|---|
| 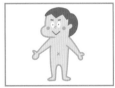 | 種類 | 液体系 |
| | 出るとき | あついときなど |
| | おもな成分 | ほぼ水 |

重要度

キタナイ度

# なぜ 出るの?

あつい夏や運動したあとは、からだの中に熱がたまり、体温が上がろうとします。人の体温は、36～37度くらい。これ以上になると、からだの調子はわるくなります。そこで、体温の上昇をふせぐために、人は汗を出します。

汗はほぼ水分でできていて、からだの外に出た汗は、外の高い気温によってかわきます。このとき、からだの皮ふ表面の熱もうばっていき、からだは冷えます。

あつい夏は1日に1～2リットル、運動すると2～3リットルの汗をかきます。汗をかくことはとても大切なことなのです。

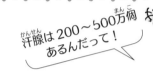

汗腺は200～500万個あるんだって!

# どうやって できるの?

汗の原料は血液です。人の皮ふの中には「汗腺」というものがあります。汗腺は毛細血管とつながっていて、血液から塩分と水分を取り出してろ過し、塩分は血液にもどし、ほぼ水分のじょうたいにして、汗にしています。

汗をかくのは、体温を下げるためだけではありません。緊張時にもかきます。汗腺には、全身に分布する「エクリン汗腺」と、わきの下・耳の中などに点在する「アポクリン汗腺」があります。体温ちょうせつをするときは、エクリン汗腺から汗がつくられます。緊張したときの汗は、おもにアポクリン汗腺からつくられるのです。

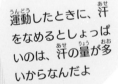

運動したときに、汗をなめるとしょっぱいのは、汗の量が多いからなんだよ

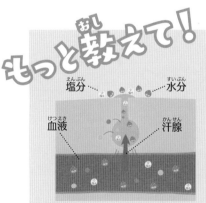

もっと教えて!

塩分　水分
血液　汗腺

## 汗がしょっぱいのは、なぜ?

「エクリン汗腺」でつくられる汗の成分は、99パーセントが水分で、ほんの少しだけ塩分などが入っています。

そのため、ふだんはしょっぱくはないのですが、たくさん汗をかくと、血液のろ過が追いつかず、塩分の量がふえてしまうのです。

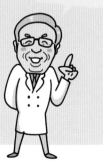

# とりはだキング

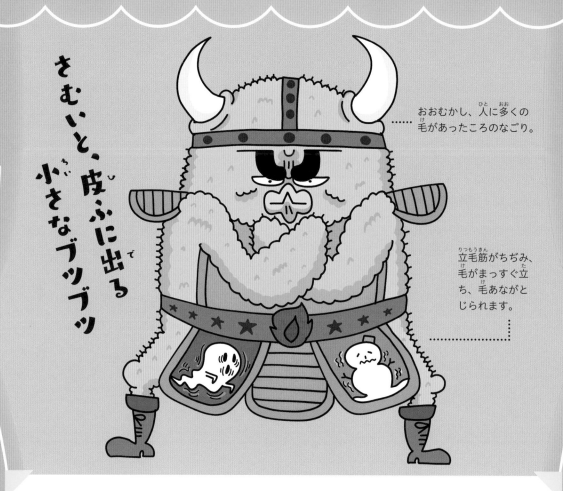

さむいと、皮ふに出る小さなブツブツ

おおむかし、人に多くの毛があったころのなごり。

立毛筋がちぢみ、毛がまっすぐ立ち、毛あながとじられます。

| 出る場所 | 種類 | 皮ふ系 | 重要度 |
|---|---|---|---|
| 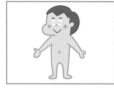 | 出るとき | さむいときなど | ★☆☆☆☆ |
| | おもな成分 | 立毛筋 | キタナイ度 |
| | | | ★☆☆☆☆ |

# なぜ 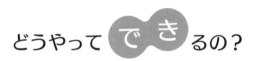 の?

　家から外に出た瞬間、すごくさむいと、うでなどの皮ふに、小さなブツブツができることがあります。このじょうたいを「とりはだが立つ」といいます。

　人以外の動物も、とりはだを立てます。動物たちが、毛を逆立てているのを見たことはありませんか？

　たとえば、ネコ。「相手を威嚇するときでしょ？」とこたえた人は、半分正解です。じつは、さむいときにも、毛を立てるんです。

　全身の毛を立てることで、毛と毛のあいだに、あたたかい空気の層ができ、体温が外ににげるのをふせいでいるのです。

　人もいっしょです。でも、人の肌には細くて短い毛しか生えていないため、毛を立てても、あまり効果はありません。おおむかし、人のからだに多くの毛が生えていたころのなごりといえるのです。

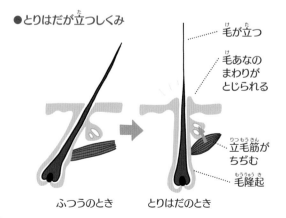

むかしは、人は毛が多かったのね

# どうやって できるの?

　毛あなの中に、とりはだが立つ理由がかくされています。毛あなの中には「毛隆起」とよばれる少しふくらんだ部分があり、そこには「立毛筋」という筋肉がついています。

　さむさなどの外からの刺激を脳が受けると、この立毛筋が反射的にちぢみます。すると、毛がひっぱられて立ち上がります。あわせて毛あなのまわりもとじられ、小さなブツブツができるのです。

　とりはだが立つのは、さむいときだけではありません。こわい話を聞いたときも立ちま

す。脳にとっては、さむさも恐怖も、おなじ刺激のひとつだからです。

●とりはだが立つしくみ

毛が立つ

毛あなのまわりがとじられる

立毛筋がちぢむ

毛隆起

ふつうのとき　　とりはだのとき

# 隠居アカじい

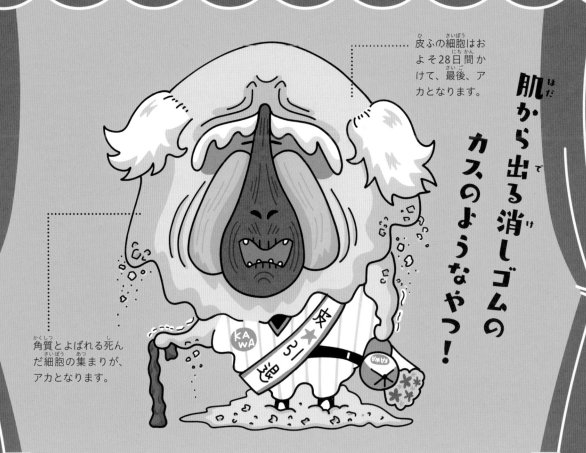

皮ふの細胞はおよそ28日間かけて、最後、アカとなります。

肌から出る消しゴムのカスのようなやつ！

角質とよばれる死んだ細胞の集まりが、アカとなります。

| 出る場所 | | 種類 | 皮ふ系 | 重要度 |
|---|---|---|---|---|
| 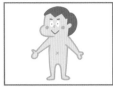 | | 出るとき | つねに | ★★★☆☆ |
| | | おもな成分 | 皮ふの角質、皮脂 | キタナイ度 ★★★★☆ |

## なぜ 出 るの?

　おふろに入って、肌がぬれてフヤけたじょうたいのとき肌をこすると、けしゴムのカスのようなグニャグニャしたものが出ることがあります。茶色っぽくて、なんだかキタナイですよね。これが「アカ」です。

　からだの表面は、皮ふで覆われています。この皮ふのいちばん外がわを「角質層」といいます。「角質」という死んだ細胞の集まりです。でも、きちんとやくわりはあります。からだの表面にとどまって、皮ふの内部を守り、紫外線や乾燥をふせいでくれるのです。そのやくわりからも引退すると、アカとなります。

　アカはおふろでゴシゴシこすって落ちているだけではありません。ちょっとしたことでからだからはがれ落ち、服についたり、空気中にただよったり、部屋の中に落ちたりしているのです。

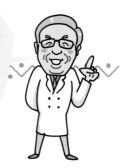

部屋の中の小さなゴミやほこりの4分の3は、アカなんだよ

## どうやって でき るの?

　人の皮ふは、からだの中でいちばん大きい臓器です。そのつくりは、外がわから表皮、真皮、皮下組織の3層に分かれていて、表皮はさらに角質層、顆粒層、有棘層、基底層の4つの層からなります。

　皮ふは、毎日、休むことなくつくり出されています。皮ふの基底層では、たえず新しい皮ふの細胞が生まれ、およそ28日間かけて、ゆっくりと角質層におし出されていきます。そして最終的にアカとなるわけです。人が一生のうちに生み出すアカは、合計20キログラムにものぼるといわれているのです。アカはにおいが出るなどのマイナスポイントはありますが、健康上は問題のない存在です。

●アカのしくみ

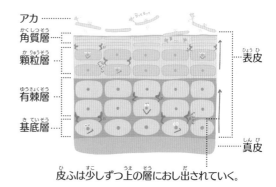

アカ
角質層
顆粒層
有棘層
基底層
表皮
真皮

皮ふは少しずつ上の層におし出されていく。

# へそのごまくん

皮ふから出たアカやゴミがまとまったもの！

シワの寄った小さなくぼみにたまります。

へそのごまは、むりに取らなくても問題ありません。

| 出る場所 | | | |
|---|---|---|---|
| 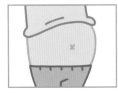 | 種類 | **固体系** | 重要度 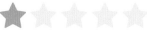 |
| | 出るとき | **ときどき** | |
| | おもな成分 | **アカやゴミ** | キタナイ度 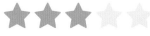 |

## なぜ 出る の?

　人のへそは、オギャーと生まれると同時に、そのやくわりをおえます。お腹の中の赤ちゃんは、おかあさんのたい盤と自分のへその緒を通してつながり、そこから栄養を吸収します。しかし、生まれるとへその緒はなくなり、へそはシワの寄った小さなくぼみにすぎません。

　このへそをのぞくと、黒いツブがくっついていませんか？　これが「へそのごま」です。
　へそが小さなくぼみである以上、モノがたまりやすく、皮ふから出たアカや、洋服についたゴミなどがたまり、それがまとまって、ごま粒のようになるのです。

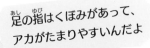

へそのごきは、アカなんだ！

## 取って しまってもいいの?

　「へそのごまを取ると、お腹が痛くなるわよ」と怒られた人はいませんか？　これは、つめで強引に取ろうとすると、皮ふがきずつき、ばい菌が入り込む可能性があるからです。
　ちなみに「へそと内臓はつながっている」というウワサがありますが、これはウソ。内

臓とはいっさいつながっていません。
　へそのごまは、むりに取らなくても、なんの問題もありません。でも、気になりますよね。その場合は、おへそにオリーブ油をつけてしめらせて、しばらくしてから綿棒でそっとふき取るようにしましょう。

足の指はくぼみがあって、
アカがたまりやすいんだよ

## もっと教えて！

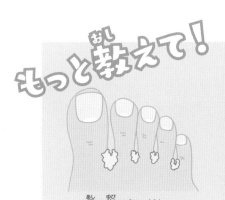

足の指のあいだも、
アカがたまりやすい

## くぼみのある場所は、アカだらけ!?

　へそはくぼんでいるため、アカがたまりやすいのですが、からだには、ほかにも、くぼんでいるところがあり、アカがたまりやすくなっています。たとえば「足の指のあいだ」です。ちょっとくつ下を脱いでみましょう。ほら、ヘンテコなゴミがくっついていませんか？

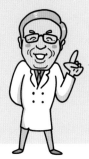

# かさぶたロボ

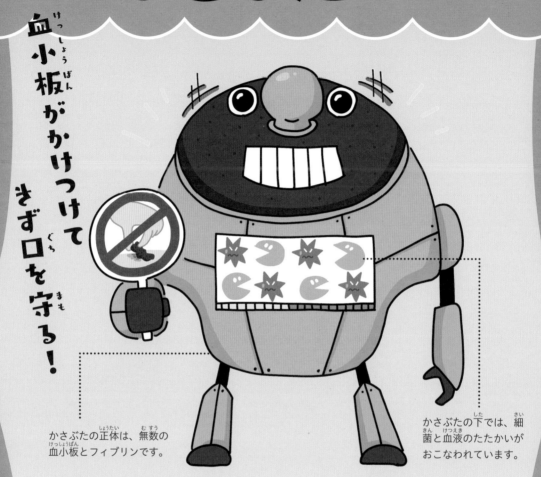

血小板がかけつけてきず口を守る！

かさぶたの正体は、無数の血小板とフィブリンです。

かさぶたの下では、細菌と血液のたたかいがおこなわれています。

| 出る場所 | 種類 | 皮ふ系 | 重要度 |
|---|---|---|---|
| 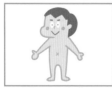 | 出るとき | ケガ | ★★★★★ |
| | おもな成分 | 血小板、フィブリン | キタナイ度 ★★☆☆☆ |

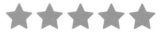
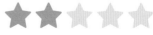

26

## なぜ 出 るの?

　ひざをすりむくと、きず口から血が出てきます。でも、やがて血はとまり、きず口はガサガサしたものに覆われ、自然になおります。このガサガサしたものが、かさぶたです。

　かさぶたの下では、きず口から入り込んだわるい細菌と、それを退治しようとする血液の中の白血球との壮絶なバトルがくり広げられています。かさぶたは、もうこれ以上、わるいものが入ってこないように、身をていして守ってくれているのです。

　かさぶたができるとかゆくなり、ついゴリゴリかいて、はがしてしまいがちです。でも、はがしてしまっては、またわるい細菌が入り込むことになり、きずがなおりにくくなってしまうのです。がんばってくれているかさぶたのためにも、はがす行為は、ぐっとがまん！

●かさぶたの下では……

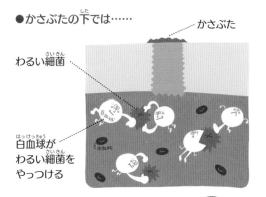

かさぶた

わるい細菌

白血球が
わるい細菌を
やっつける

かゆくても、
はがしちゃダメなんだね！

## どうやって で き るの?

　きずができて、血が出ると、血液の成分のひとつである「血小板」が、血をとめようときず口にかけつけます。血小板は血液の成分の中で、いちばん小さい細胞です。大量の血小板が集まって、きずを覆います。

　次の作業は、その血小板にフタをすること。活躍するのは「フィブリン」です。フィブリンは、血液の中にあるたんぱく質が変化し、ネバネバ状の糸となったもの。あみのように固まって、血液のカタマリとなります。

　見た目はゼリーのような、赤く光るトロリとしたきれいな血です。このカタマリが完全にかわくと、かさぶたのできあがりです。

血小板は血液の成分の中で、
いちばん小さいんだ

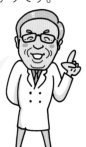

# うみおばけ

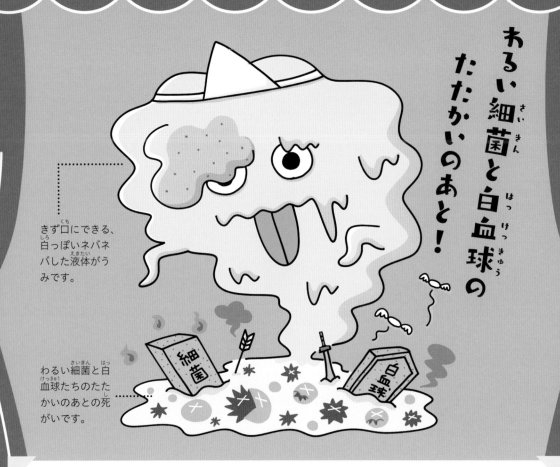

わるい細菌と白血球の
たたかいのあと！

きず口にできる、白っぽいネバネバした液体がうみです。

わるい細菌と白血球たちのたたかいのあとの死がいです。

| 出る場所 | 種類 | 液体系 | 重要度 |
|---|---|---|---|
| 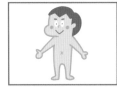 | 出るとき | ケガ | ★★★☆☆ |
| | おもな成分 | 細菌や白血球の死がい | キタナイ度 ★★★★★ |

## なぜ 出 るの?

はがしてはいけない「かさぶた」。それでもがまんできずにはがしてしまうと、きず口は熱っぽくなり、赤くはれあがります。

これは皮下組織（→23ページ）に、細菌が繁殖して炎症を起こしている「化膿」というじょうたいです。このとき、きず口には、白っぽいネバネバした液体がたまります。これが「うみ」です。やけどの水ぶくれをつぶしても、うみがたまることがあります。

そのほか、細菌がついた手で、きず口をさわったり、きずの程度がふかい場合も、きず口が化膿し、うみがたまります。

## どうやって でき るの?

ケガをすると、血管の一部が外の空気にふれ、からだにわるさをする細菌が入ってきます。すると体内は、戦闘モードに入ります。たたかう代表選手は、白血球の中のわるい細菌をやっつける「好中球」です。

しかし細菌も強いため、ときには、やっつけられることもあります。炎症とは、わるい細菌と、からだを守ろうとする白血球たちのはげしいバトルであり、うみとは、この両者の死がいと体液がまざり合ったものなのです。

これからは、白っぽいうみを見たら、無数の死がいがかさなり合った壮絶な戦場だと思い、かれらのけんとうをたたえましょう。

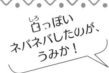
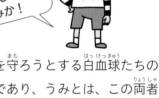

白っぽいネバネバしたのが、うみか!

## もっと教えて! 歯にもうみが出るって、ほんとう?

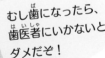

むし歯になったら、歯医者にいかないとダメだぞ!

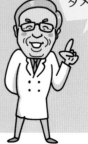

歯の根っこにもうみができる

むし歯で歯が痛いのに放っておくと、むし歯の細菌が歯の根っこの部分にまで達して、炎症を起こすことがあります。このじょうたいになると、わるい細菌と白血球がはげしくたたかい、その死がいがうみとなります。うみができると、ねむっているときもズキズキして痛くなります。

# 水ぶくれ異邦人

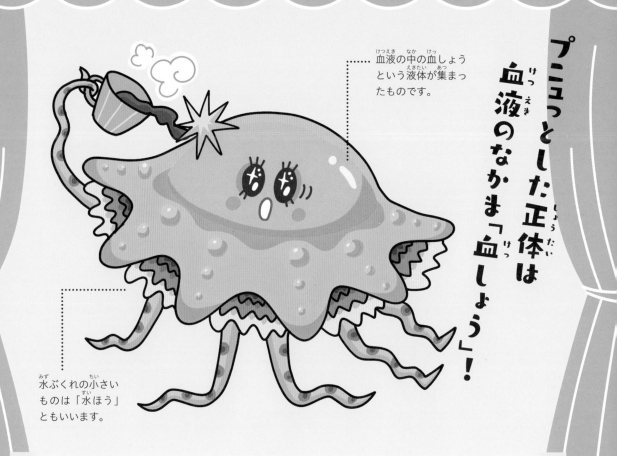

プニュっとした正体は血液のなかま「血しょう」！

血液の中の血しょうという液体が集まったものです。

水ぶくれの小さいものは「水ほう」ともいいます。

| 出る場所 | | | |
|---|---|---|---|
| 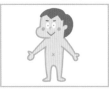 | 種類 | 液体系 | 重要度 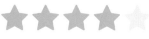 |
| | 出るとき | やけどなど | |
| | おもな成分 | 血しょう | キタナイ度 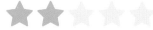 |

30

# なぜ 出る の?

あついストーブやヤカンにふれて、とっさに手をひっ込めても、指が赤くなってしまうことがあります。このじょうたいを「やけど」といいます。

指が赤くなっただけだと思い、そのままにしておくと、指にプニュっとしたふくらみができることがあります。これが「水ぶくれ」です。

水ぶくれには2種類あり、小さいものは「水ほう」ともいいます。水ぼうそうになって、からだにたくさんのブツブツができた経験のある人もいるでしょう。これが水ほうです。虫さされや日焼けなどでも、水ほうはできます。

その水ほうよりも、大きなものを水ぶくれといいます。やけどのほかにも、新しいくつをはいて、くつずれができたときも、水ぶくれはできます。

# どうやって でき るの?

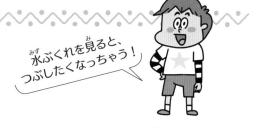

水ぶくれを見ると、つぶしたくなっちゃう!

人の皮ふは、外がわから表皮、真皮、皮下組織の3層に分かれています。このうち真皮には、血管や汗を出す汗腺などがあります。

軽いやけどは、表皮が熱で焼かれて赤くなる程度ですが、その熱が、真皮まで達すると、皮下組織を守ろうとして、血液にふくまれる成分のひとつである「血しょう」という液体が集まってきます。この液体が表皮と真皮のあいだにたまって、皮ふの表面がプクっと飛び出すのです。

その後、1週間もすれば、表皮と真皮はきれいになおって、水ぶくれは自然とつぶれたり、ひからびたりします。水ぶくれの中は、細菌がないきれいなじょうたいです。ぜったいに自分でつぶさないこと!

●水ぶくれのしくみ

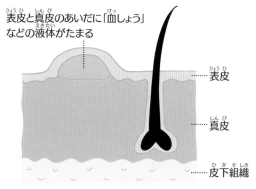

表皮と真皮のあいだに「血しょう」などの液体がたまる

表皮

真皮

皮下組織

# シワばあ

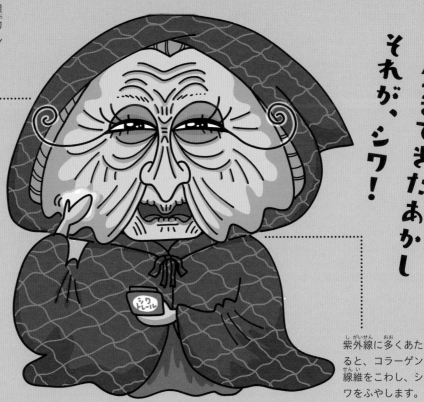

コラーゲン線維と弾性線維の力が弱まると、シワができます。

長く生きてきたあかし
それが、シワ！

紫外線に多くあたると、コラーゲン線維をこわし、シワをふやします。

| 出る場所 | 種類 | 皮ふ系 | 重要度 |
|---|---|---|---|
| 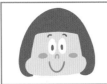 | 出るとき | 年を取ると | ★★★☆☆ |
| | おもな成分 | コラーゲン | キタナイ度 ★☆☆☆☆ |

## なぜ 出るの?

わきの下をコチョコチョされたりして、ゲラゲラわらうと、顔にシワができますよね。でも、わかいみんなは、わらいがおさまれば、すぐにシワはなくなり、いつものツルツル顔にもどります。

では、みんなのおかあさんはどうですか？あまり大きな声でいうと怒られそうですが、ふだんから顔にシワがありますよね。

なぜ、わかいみんなとちがって、シワが残っているのでしょうか。

それは皮ふの「真皮」にヒミツがかくされています。真皮は、「コラーゲン線維」と「弾性線維」というふたつの細かい糸のような物質が、あみ目状にしっかりからみあっていて、肌のハリをささえています。しかし年を取ると、このふたつの物質の力が弱まってしまい、もとにもどらなくなるのです。これがシワの正体なのです。

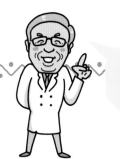

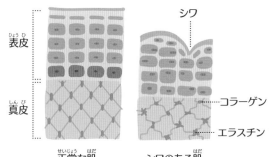
おかあさんの前で、シワの話をすると、怒られちゃうよ

## どうやって できるの?

コラーゲン線維も弾性線維も、たんぱく質でできています。コラーゲン線維は、コラーゲンで、弾性線維は、エラスチンというたんぱく質です。

このふたつのたんぱく質は、基本的にはふえません。ぎゃくに、太陽の光にふくまれる「紫外線」は、皮ふの真皮までとどくため、コラーゲン線維をこわし、シワをふやしていきます。

バランスのよい食事をすることで、皮ふの老化をおさえることはできますが、それでも、限界はあります。おかあさんやおとうさん、

おばあちゃんやおじいちゃんにシワが多いのは、それだけがんばって生きてきたということなんです。

●シワのしくみ

表皮
真皮
シワ
コラーゲン
エラスチン
正常な肌　　シワのある肌

# 皮むけシティボーイ

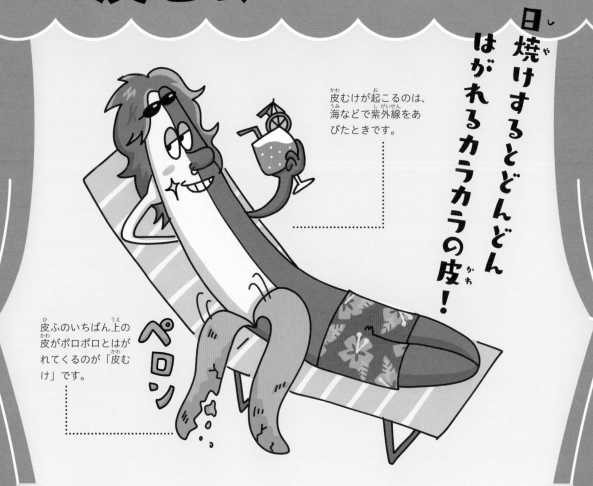

日焼けするとどんどん
はがれるカラカラの皮！

皮むけが起こるのは、海などで紫外線をあびたときです。

皮ふのいちばん上の皮がポロポロとはがれてくるのが「皮むけ」です。

ペロン

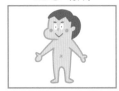

| 出る場所 | | |
|---|---|---|
| 種類 | **皮ふ系** | 重要度 ★★☆☆☆ |
| 出るとき | **日焼け** | |
| おもな成分 | **皮ふの角質** | キタナイ度 ★★★☆☆ |

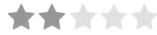

## なぜ 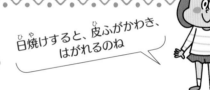 の?

夏に海やプールであそんで、まっ黒に日焼けして何日かたつと、皮ふのいちばん上の皮がポロポロとはがれてくることがあります。これが「皮むけ」です。

皮ふは、外がわから表皮、真皮、皮下組織の3層に分かれていて、表皮はさらに4つの層に分かれます（→23ページ）。

表皮のいちばん下（基底層）では、たえず新しい皮ふの細胞が生まれ、古い皮ふの細胞は、どんどん上に移動していき、およそ28日間で、表皮のいちばん上（角質層）にたどりつきます。

角質層の皮ふは、死んだ細胞の集まりで、皮ふの内部を守り、最後はアカとなり、からだからはなれていきます。しかし、強い日ざしを受けると、角質層の皮ふはカラカラにかわき、まとまってはがれていくのです。

# 日焼けで、なぜ 黒 く なるの?

日焼けすると、皮ふがかわき、はがれるのね

太陽の光にふくまれる紫外線は、皮ふの天敵。表皮だけではなく、血管などのある真皮にも入り込み、きずをつけようとします。

これにまったをかけようとするのが、表皮の下にある「メラノサイト」という細胞です。表皮が紫外線の攻撃を受けると、メラノサイトは「メラニン色素」という物質をつくり、表皮全体にばらまいていきます。

日焼けすると、肌が黒くなるのは、メラニン色素が黒い物質だからなのです。

この色素は、紫外線が真皮にとどくのを、必死にブロックするのです。皮がむけると、日焼けのあともきえます。これは、表皮に入ったメラニン色素もいっしょにむけるからなのです。

●日焼けのしくみ

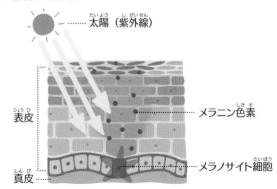

太陽（紫外線）

表皮

メラニン色素

真皮

メラノサイト細胞

# ほくろ星人

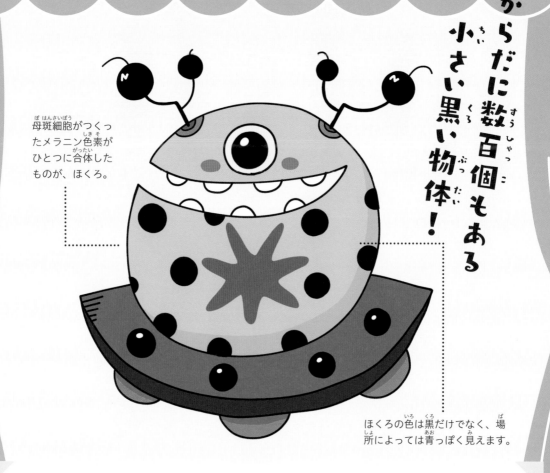

からだに数百個もある小さい黒い物体！

母斑細胞がつくったメラニン色素がひとつに合体したものが、ほくろ。

ほくろの色は黒だけでなく、場所によっては青っぽく見えます。

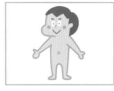

**出る場所**

| | | |
|---|---|---|
| 種類 | **皮ふ系** | |
| 出るとき | **いつも** | |
| おもな成分 | **メラノサイト** | |

重要度

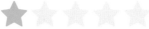
★★★★★

キタナイ度

★★★★★

# なぜ 出 る の?

　皮ふをよく観察すると、いろいろな場所に、黒いごま粒がポツンとくっついていませんか？これが「ほくろ」です。なぜ、ほくろは、からだにあらわれるのでしょうか。

　皮ふの表皮にある「メラノサイト」は、黒い物質（メラニン色素）をつくり、表皮全体にばらまき、太陽の紫外線をやっつけてくれるたのもしい存在です（→35ページ）。このメラノサイトが「母斑細胞」とよばれる細胞に変化することがあります。

　母斑細胞も、メラニン色素をつくりだします。メラノサイトのメラニン色素は、最終的にはアカとなり、からだからはなれますが、母斑細胞のメラニン色素は、皮ふにいつづけます。このメラニン色素がひとつに合体したものが、ほくろです。

●ほくろのしくみ

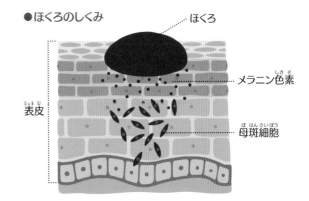

# どこに 出 る ものなの?

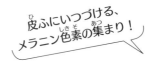

皮ふにいつづける、メラニン色素の集まり！

　ほくろは、からだに数百個はあるといわれています。からだのどこにでもできますが、いちばん多いのは、顔です。

　ほくろの色は、黒だけでありません。青っぽく見えるものもあります。ほくろのできた場所によって、色は変わるのです。

　ほくろはふつう、皮ふの上のほうにできますが、たまに、皮ふの奥にできることがあります。そうすると、皮ふの肌色とまざり、青っぽく見えるのです。

　ほくろは、生まれてすぐのころは、ほとんどありませんが、3〜4歳のころに一気にふえて、そのあとはあまり変わらず、ずっとありつづけます。

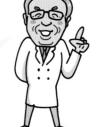

色がまだらだったり、カタチがゆがんでいる場合は、病気の可能性もあるんだ

# なみだ美人

からだから出るものの中で
いちばん美しい存在

なみだは、おしっこや汗とおなじ成分でできています。

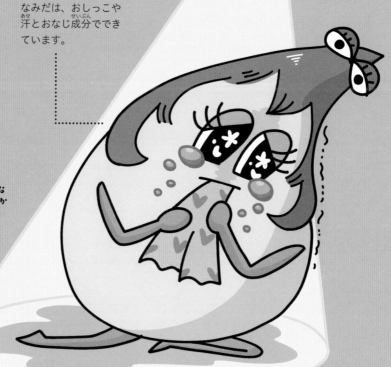

まばたきによって、目の表面全体に厚さ0.007ミリメートルのなみだの膜をつくります。

| 出る場所 | 種類 | 液体系 | 重要度 |
|---|---|---|---|
| 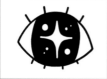 | 出るとき | いつも | ★★★★★ |
| | おもな成分 | ほぼ水 | キタナイ度 |

キタナイ度 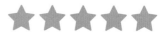 ☆★★★☆

## なぜ 出る の?

　びっくりするかもしれませんが、なみだの成分は、おしっこや汗とほぼいっしょです。それなのになみだは、「からだから出るもの」の中で、いちばん「美しいもの」とされています。なみだは、感動や悲しみといったロマンチックなシーンで出るものだからです。

　なぜ、感動したときに出るのか、その理由ははっきりわかっていません。

　将来、研究者になって、ぜひこのナゾを解明してください。

　なみだは、ロマンチックなシーンにだけ出るわけではありません。睡眠中もふくめて、目の中は、たえずなみだを分泌し、眼球の保湿、乾燥防止など、目の健康を保っています。

　目にゴミが入ったとき、なみだが多く出るのも、目を守るためです。なみだでゴミを外に追い出そうとしているのです。

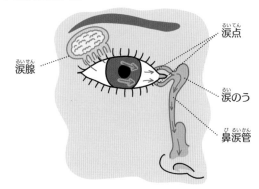

なみだの量は、1日で約0.7ミリリットル出ているんだよ

## どうやって できる の?

　なみだは、上まぶたの目じり近くにある「涙腺」でつくられています。そして「まばたき」によって、目の表面全体に、なみだの膜をつくります。その厚さはわずか0.007ミリメートルです。水分の蒸発をふせぐ油の層、なみだの液の層、タンパク質をふくむ層の3層からなっていて、眼球を守っています。

　ここで10パーセント程度が蒸発し、残りのなみだは、なみだの出口である「涙点」を通って、鼻に近い「涙のう」というところに少しのあいだたまります。

　そして「鼻涙管」を通って、鼻の中に排出され、そのやくわりをおえます。

● なみだのしくみ

涙腺（るいせん）
涙点（るいてん）
涙のう（るい）
鼻涙管（びるいかん）

# なみだのなかま

みんなは、どのくらいなみだをながしているでしょうか？
ここでなみだのなかまを紹介します！

## 悲しみの なみだ

悲しいと「エーン」とないちゃう

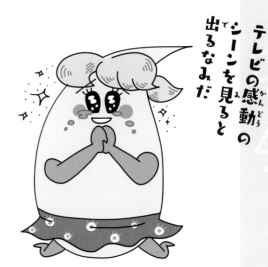

悲しいとき、つらいとき、私たちはなみだをながします。そうすると、なぜかスッキリします。

## 感動の なみだ

テレビの感動のシーンを見ると出るなみだ

感動したとき、うれしいとき、ほおをつたわるなみだ。大人になると、出やすいなみだです。

## たまねぎ なみだ

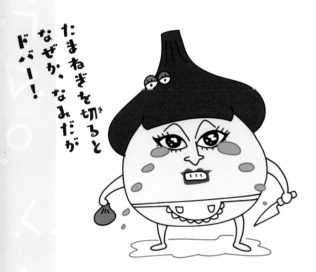

たまねぎを切るとなぜか、なみだがドバー！

たまねぎをみじん切りにすると、たまねぎにふくまれる硫化アリルというえきたいが出ます。これがなみだのげんいんです。

## わらいの なみだ

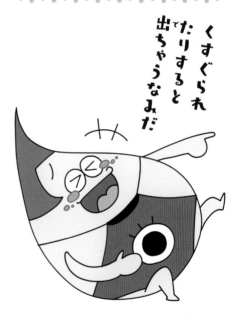

くすぐられたりすると出ちゃうなみだ

みんなはわらいがとまらずに、目からなみだが出てとまらなくなった経験はありませんか？

# 目ヤニドル

いき場を失ったなみだのなれのはて

目ヤニは、かわいたカタマリとネバネバしたものの2種類あります。

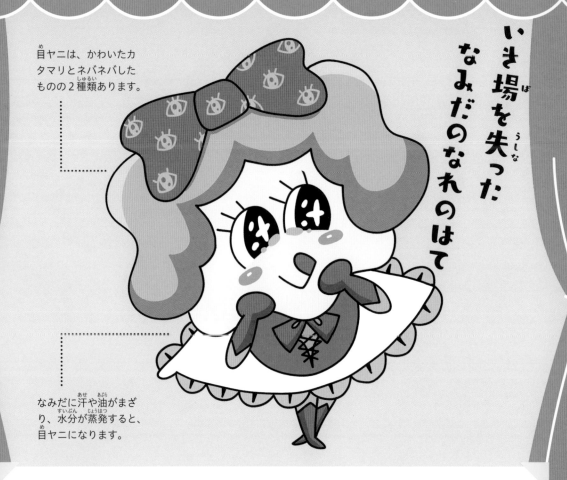

なみだに汗や油がまざり、水分が蒸発すると、目ヤニになります。

| 出る場所 | | |
|---|---|---|
| 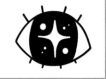 | 種類 | 固体系 |
| | 出るとき | 睡眠中 |
| | おもな成分 | なみだ、汗、油 |

重要度

キタナイ度
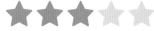

## なぜ 出る の?

朝起きると、目頭や目じりにカサカサした「目ヤニ」がついていることがあります。

起きているときは、目ヤニは出ません。なぜ、睡眠中に出るのでしょうか。

なみだはねむっているあいだも、涙腺から生まれ、目頭にある涙点に吸収されますが（→39ページ）、目をとじていると、まばたきをしないため、涙点にながれていきません。なみだはいき場を失い、目頭や目じりにたまります。このなみだに、目頭にある「涙丘」というふくらみから出た汗や油などがまざり、水分が蒸発してカタマリになると、目ヤニの完成というわけです。

目くそってよぶ人もいるね！

## どんな 種類 があるの?

目ヤニは、かわいたカタマリであることが多く、指で軽く払うと、スッと取れます。

でも、ネバネバした目ヤニが出るときがあります。これは、なみだの成分のひとつである「ムチン」とよばれるたんぱく質をふくんでいるせいです。

この目ヤニをよく出すのが、赤ちゃんです。まだ、なみだを吸収する涙点につづく「鼻涙管」が細く、なみだが目の中にとどまりがちだからです。赤ちゃんは自分で目ヤニを取ることができないので、みんながてつだってあげないといけません。

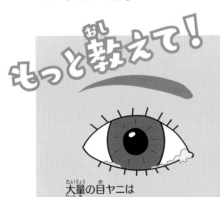

## もっと教えて！ 目ヤニは病気のサインかもしれないの?

健康な人の目ヤニは少なめです。大量の目ヤニが出た場合は、注意がひつようです。ネバネバの目ヤニが大量に出たり、目ヤニが黄色だったり、目の充血をともなった目ヤニが出た場合は、結膜炎などの病気の可能性もあります。お医者さんに診てもらうようにしましょう。

大量の目ヤニは病気のサインかもしれない。

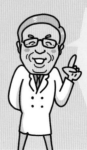

目ヤニは、それほど心配することはないけれど、出すぎていたら、病院にいこう

# まつ毛ストッパー

雨やゴミから目を守るゴールキーパー！

まつ毛そのものも、ゴミをキャッチし、目への侵入をふせぎます。

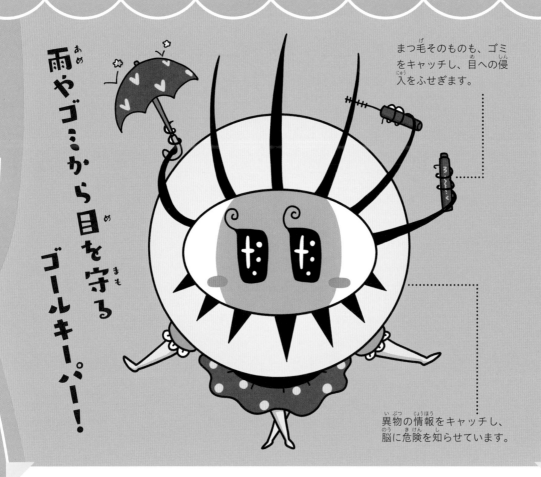

異物の情報をキャッチし、脳に危険を知らせています。

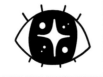

| 出る場所 | 種類 | 体毛系 | 重要度 |
|---|---|---|---|

⭐⭐⭐⭐⭐

| | 出るとき | いつも | キタナイ度 |
|---|---|---|---|

| | おもな成分 | たんぱく質 | |
|---|---|---|---|

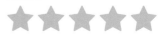

# なぜ 出るの?

　まつ毛のすばらしさは、指先で少しふれてみれば、すぐにわかります。さわった感触が、まつ毛に敏感につたわりませんか?

　まつ毛は、砂やほこりなどが目に入ろうとする直前に、毛を通して、異物の情報をキャッチし、目をとじる命令を出しているのです。

　また、まつ毛そのものも、目にゴミが入るのをふせいでいます。サッカーのゴールキーパーのような存在なのです。まつ毛がないと、すぐに目にゴミが入ってしまうため、外を出あるくこともむずかしくなります。

# まゆ毛の やくわり ってなに?

まつ毛がないと、外にも出られないのね

　まつ毛のそばにあるまゆ毛。上の部分の毛は「上向き」、中ほどの毛は「外がわ」、下の部分の毛は「ななめ下向き」に生えています。なぜかといえば、目に雨などの水滴、ゴミなどが入らないようにするためです。

　日よけのやくわりもあります。まぶしいときに顔をしかめると、まゆ毛が少し前に飛び出して、日ざしをさえぎってくれるのです。

　まつ毛やまゆ毛ののびるスピードは、1日約0.18ミリメートルほどで、かみの毛の約半分です。寿命も短く3〜4か月ほどで成長はストップし、からだから抜けていきます。

まゆ毛は人の表情をつくる上で、とても重要なんだよ

## もっと教えて！ なんで、大人の女性はまゆ毛をかくの?

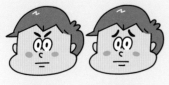

怒り顔　困り顔

　まゆ毛が"Vの字"だと怒っているように見えます。"ハの字"は、困った表情です。まゆ毛は、顔の表情をつくる重要な存在であることがわかります。大人の女性が、お化粧のときにまゆ毛をかくのは、美しい顔の表情にするためなのです。

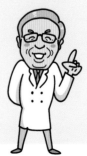

# 目のくまドョーン

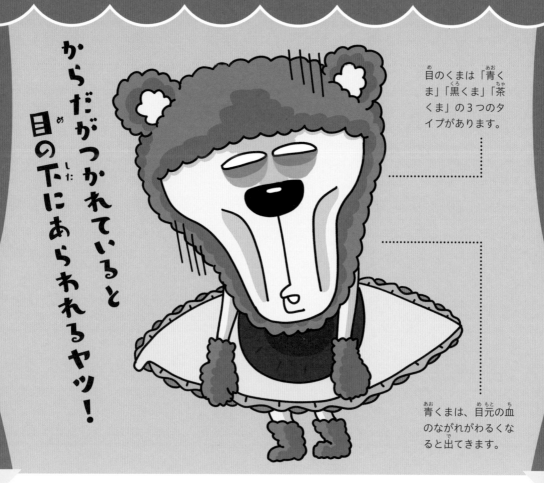

からだがつかれていると目の下にあらわれるヤツ！

目のくまは「青くま」「黒くま」「茶くま」の3つのタイプがあります。

青くまは、目元の血のながれがわるくなると出てきます。

| 出る場所 | 種類 | 血液系 | 重要度 |
|---|---|---|---|
| 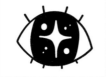 | 出るとき | 疲労時など | ★★★★★ |
| | おもな成分 | 血液、メラニン色素 | キタナイ度 ★★★★★ |

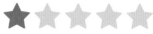

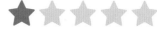

## なぜ 出る の?

　つかれていると、目の下に、かげのようなものが出ることがあります。これを「くま」といいます。その色ごとに「青くま」「黒くま」「茶くま」の3つのタイプがあります。

　つかれがたまると、目元の血のながれがわるくなります。目元の皮ふは、かなりうすいため、血のながれがとまっているじょうたいが、皮ふの上からも見えるのです。これが青くまです。

　黒くまは、年を取った人に多く出ます。長く生きると、目の下のまぶたがたるんだり、シワができます。これらがかげをつくること

で、黒いくまになります。

　茶くまは、目元の皮ふにとどまったメラニン色素が透けて見えています。紫外線とたたかうメラニン色素ですが、紫外線の力が強いと残ってしまうのです。

●いろいろな目のくま

青くま

茶くま

黒くま

## 青くまは、 赤色 じゃないの?

目のくまには、
3つの色があるのね

　目元の血のながれがわるくなると、それが皮ふの上から青く見える「青くま」。でも、なぜ血液なのに、青く見えるのでしょうか。

　その秘密は、皮ふの中にあるメラニン色素にかくされています。紫外線からからだを守るメラニン色素は、黒っぽい色をしています。そのため、肌の上から血管を見ると、赤黒い血液の色に、黒っぽい色がまざり、青色に見えるのです。手首の血管を見てください。青

いですよね。これもメラニン色素の影響です。

　おかあさんやおとうさんに「くま」が出ていたら、それはつかれているのサイン。おてつだいをして、休ませてあげましょう。

肌の上から見える血管の多くは「静脈」とよばれる、二酸化炭素を多くふくんだものなんだ

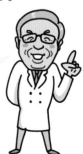

# 鼻くそほじりん

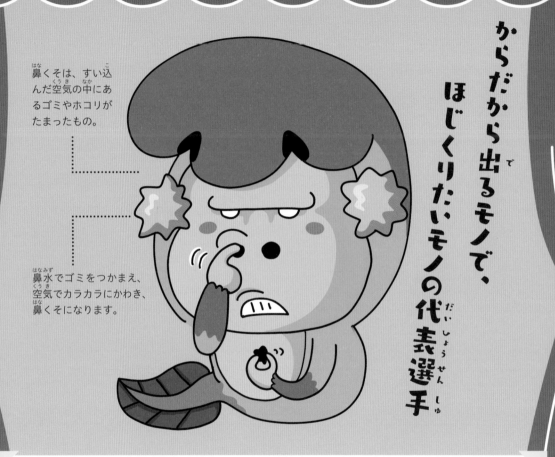

からだから出るモノで、ほじくりたいモノの代表選手

鼻くそは、すい込んだ空気の中にあるゴミやホコリがたまったもの。

鼻水でゴミをつかまえ、空気でカラカラにかわき、鼻くそになります。

| 出る場所 | 種類 | 固体系 | 重要度 |
|---|---|---|---|
|  | 出るとき | つねに | ★★★☆☆ |
| | おもな成分 | 鼻水、空気中のゴミ | キタナイ度 ★★★★★ |

## なぜ 出 るの?

　鼻から息をはくと、鼻の奥でヒラヒラはためくもの。あるいは、鼻に指をつっ込んで、つめと肉のあいだにはさみ込んで取り出すもの。それが「鼻くそ」です。

　「そんなことしません！」といった人は、正直になったほうがいいです。「鼻くそをほじるの大好きです」と宣言しちゃいましょう。

　なぜ、鼻くそは出るのでしょうか。

　いつも色やかたちのちがう鼻くそは、鼻からすい込んだ空気をきれいにした証拠となる存在なのです。空気には、ゴミやホコリなどが多くまざっていて、そのままからだの中に

すい込んでしまうと、病気になってしまいます。鼻くそは、すい込んだ空気の中にあるゴミやホコリがたまったものなのです。

　鼻くそをほじっても、口に入れないように！

●鼻くそのできかた

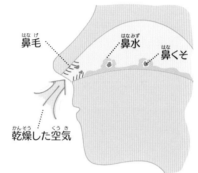

鼻毛　鼻水　鼻くそ

乾燥した空気

口に入れちゃダメなんだぞ！

## どうやって でき るの?

　鼻の中には、多くの毛が生えています。そう「鼻毛」です。鼻毛は、鼻の中に入ったゴミやホコリが奥にいかないようにするはたらきをします。鼻毛は鼻水でつねにしめっているので、ゴミなどをつかまえやすいのです。

　それでも鼻毛をかわして、体内に入ろうとするものもいます。それを食いとめるのが、鼻水です（→50ページ）。鼻水はネバネバしているため、ゴミをくっつけてはなしません。

　こうしてつかまえたゴミやホコリは、最初はネバネバしていますが、かわいた空気をすいつづけることでカラカラにかわいていき、鼻くそになるのです。

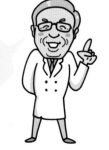

汚れた空気の中にいると、鼻くその量も多くなるんだ

# 鼻水きょうだい

鼻から入った空気をきれいにする！

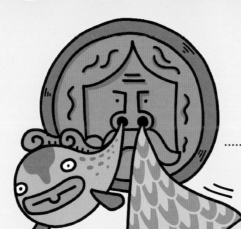

鼻腔は粘膜で覆われていて、鼻水はそこからつねに少しずつ分泌されています。

鼻水はつめたい空気をちょうどいい温度としめり気に調整します。

| 出る場所 | | |
|---|---|---|
| 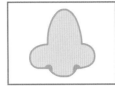 | 種類 | 液体系 |
| | 出るとき | さむいときなど |
| | おもな成分 | ほぼ水 |

重要度

キタナイ度

## なぜ 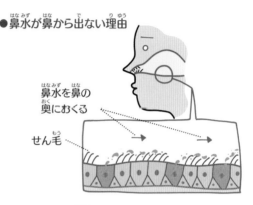るの?

　人は、鼻や口からすい込んだ空気を、肺におくりつづけています。このとき、つめたく乾燥した空気が直接肺に入らないように、鼻は空気をからだにちょうどいい温度としめり気に調整しています。そのしめり気をあたえているものこそが「鼻水」です。

　鼻水は、空気中のゴミや細菌が肺にとどかぬように取りのぞくやくわりもあります。

　鼻水の量は、なんと1日約1リットル。それなのに、どうして鼻のあなからどんどん出てこないのでしょうか。

　鼻の奥には「鼻腔」という広がった場所が

あり、ここには「せん毛」という細かい毛がびっしり生えています。1秒間に10回の速さでうごいていて、鼻水を鼻の奥へとおくっているのです。だから出てこないのです。

●鼻水が鼻から出ない理由

鼻水を鼻の
奥におくる

せん毛

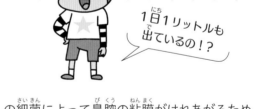

1日1リットルも
出ているの!?

## どうやって 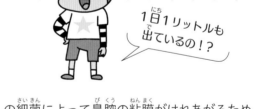るの?

　からだにやさしい空気をおくるために活躍する鼻水は、鼻腔でできています。鼻腔は粘膜で覆われていて、鼻水はそこからつねに少しずつ分泌されているのです。

　いつもは鼻水は鼻のあなから出てきませんが、さむいところでは、ズルズル出てきます。鼻腔にあるせん毛のうごきがおそくなり、鼻水を鼻の奥におくれなくなるからです。

　かぜのときも、鼻水はとまりません。かぜ

の細菌によって鼻腔の粘膜がはれあがるため、その細菌をやっつけようと、いつもより多い鼻水が出てくるのです。せん毛のうごきでは、鼻水を鼻の奥にはこびきれないわけです。

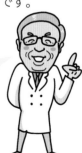

鼻水は「せん毛」のうごきにのって、
1分で6ミリメートルの速さで、
鼻の奥へとおくられるんだ

# 鼻水のなかま

鼻水には、なかまがたくさんいます。
みんなは、どの鼻水となかよくしたいかな？

## あおっぱな鼻水

あおっぱなの正体は、鼻のうみ！

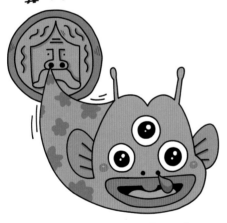

むかしの子どもの多くが鼻から出していたあおっぱな。蓄のう症という病気になると出ます。食べるものがよくなった現代は、この病気は大きくへっています。

## さむさ鼻水

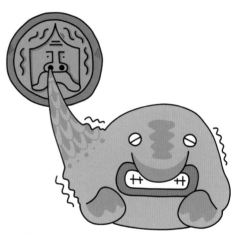

鼻水が、からだにちょうどいい空気にする！

つめたい空気が鼻に入ると、どんどん出てくる鼻水。かぜをひいたわけではないのです。

# 花ふん症鼻水

## 花ふんをすい込むと出てくる！

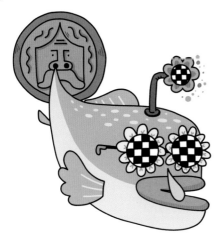

花ふん症は、スギなどの花ふんがげんいんとなって起こるアレルギーのひとつです。透明の鼻水が出ます。

# かぜ鼻水

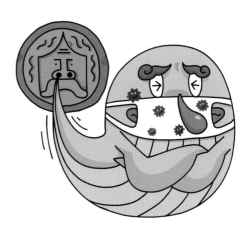

## かぜの細菌をやっつけるために出る！

かぜをひくと、とまらない鼻水。ティッシュペーパーが手放せなくなってしまいますよね。

# はなぢぶー

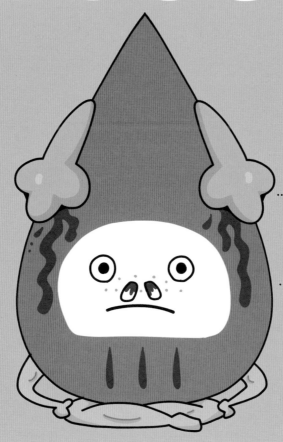

粘膜がうすい鼻は血が出やすい！

鼻の中は、粘膜といううすい皮で覆われており、かなりうすいじょうたいです。

鼻の中の入ってすぐの場所は、とくに粘膜がうすく、鼻血が出やすいのです。

| 出る場所 | | | 重要度 |
|---|---|---|---|
| 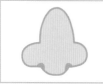 | 種類 | 液体系 | ★★★☆☆ |
| | 出るとき | 鼻をケガしたときなど | キタナイ度 |
| | おもな成分 | 血液 | ★★★☆☆ |

## なぜ 出るの?

　人の皮ふは、外がわから表皮、真皮、皮下組織の3層からなっています（→23ページ）。血管は皮下組織にあります。ケガをして血が出るのは、きずが皮下組織まで到達し、血管がやぶれてしまうからです。

　鼻血が出るのも、血管がやぶれてしまうから。でも、ほかの場所よりも血が出やすくなっています。鼻の中は、表皮や真皮などからなる皮ふとちがい、粘膜といううすい皮で覆われており、かなりうすいじょうたいだからです。

　この鼻の中の入ってすぐの場所は、とくに粘膜がうすくなっています。そして、この部分は「キーゼルバッハ部位」といって、多くの細い血管が集まっています。この場所は、ちょっとしたことで粘膜にきずがつき、血管がやぶられ、鼻血が出てしまいます。

●鼻血のしくみ

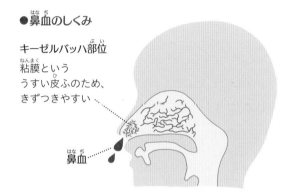

キーゼルバッハ部位
粘膜という
うすい皮ふのため、
きずつきやすい

鼻血

---

## あついと、なぜ鼻血が 出るの?

鼻って
デリケートな
場所なのね

　おふろでのぼせると、鼻血が出ることがあります。体温や気温が上がると、鼻にある細い血管に、一度にたくさんの血がながれようとします。そうすると、細い血管はふくらみます。ふうせんをふくらませすぎると、やぶれてしまいますよね。それとおなじように、細い血管がふくらみすぎると、やぶれてしまうのです。

　ところで、みんなは親から「チョコレートを食べすぎると鼻血が出るわよ！」といわれたことはありませんか？　じつはこれ、医学的な根拠はないのです。子どもが食べすぎないようにという親の気もちから出たことばなのでしょう。

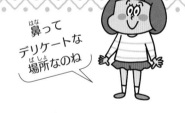

鼻血が出たら、前かがみになり、
10分くらい鼻をおさえると、
とまるよ

# おたふくかぜキン

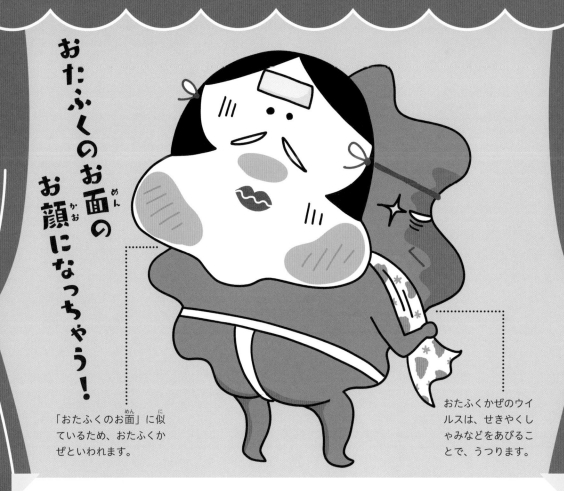

おたふくのお面の
お顔になっちゃう！

「おたふくのお面」に似ているため、おたふくかぜといわれます。

おたふくかぜのウイルスは、せきやくしゃみなどをあびることで、うつります。

出る場所

| 種類 | 皮ふ系 |
|---|---|
| 出るとき | 病気 |
| おもな成分 | ウイルス |

重要度
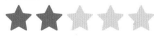
★★☆☆☆

キタナイ度
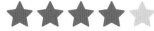
★★★★☆

## なぜ 出る の?

　ほっぺたが赤くふくらんで、お祭りなどで見かける「おたふくのお面」のようになることがあります。いっしょに熱や頭痛がともなうこともあります。この症状を「おたくふかぜ」といいます。

　耳の下には、つばをつくるだ液腺（耳下せん）といいます）があり、ここに「ムンプスウイルス」というウイルスが入り込むことで、おたふくかぜになります。耳下せんでは、ムンプスウイルスをやっつけようと、両者のたたかいがはじまります。そのため、ほっぺたがふくらんだり、赤くなったりするのです。

## どうして でき るの?

人からうつる病気なのね

　おたふくかぜのげんいんであるムンプスウイルスは、感染している人のせきやくしゃみなどをあびることで、うつります。ウイルスがついたドアなどにふれた手で、口や鼻をさわっても、からだに入ってきます。

　おたふくかぜは、症状が出るまで2〜3週間かかるので、知らないうちに人にうつしてしまうことの多い病気です。

　このかぜは、1度かかればほとんどの人は2度とかかりません。人は病気とたたかうと、その病気に勝つ能力を身につけます。これを免疫といいます。そのため、2度とかからないのです。ただし、まれに数回かかるケースもあります。

おたふくかぜは、ふつうは1週間程度でふくらみはなくなり、なおるよ

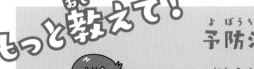
もっと教えて！

### 予防注射はなぜするの?

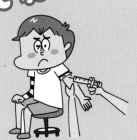

　おたふくかぜやインフルエンザなどが流行すると、予防注射を受けることがあります。予防注射の中には、いろいろな病気のウイルスや細菌をかなり弱めたものが入っていて、かれらをからだの中の免疫がやっつけます。そのけっか、その病気を退治する能力を身につけるわけです。

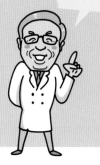

# 魔女っこつば

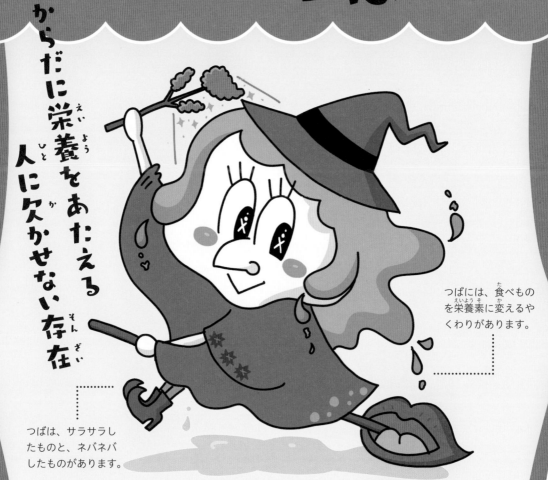

からだに栄養をあたえる人に欠かせない存在

つばには、食べものを栄養素に変えるやくわりがあります。

つばは、サラサラしたものと、ネバネバしたものがあります。

| 出る場所 | 種類 | 液体系 | 重要度 |
|---|---|---|---|
| 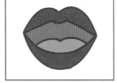 | 出るとき | つねに | ★★★★★ |
| | おもな成分 | 殺菌物質 | キタナイ度 ★★★★☆ |

# なぜ 出る の?

　口の中にいつも出ているもの、それが「つば」です。「だ液腺」という場所でつくられ、その量は、1日で1〜1.5リットルほどです。だ液腺は、耳の下・あごの下・舌の裏に、左右ひとつずつあります。そのほか、口の中に数百個の「小だ液腺」というものもあり、ここでもつばがつくられています。

　つばにはたくさんのやくわりがあります。まず食べものを口に入れると、つばはそれをしめらせ、飲み込みやすくします。さらに、つばには、でんぷんを糖に変える力がそなわっています。でんぷんのままでは吸収できない

からだも、糖に変われば、栄養素として吸収できるのです。親に「ごはんはよくかみなさい！」といわれるのは、多くの栄養素をとり入れるための知恵なのです。

●つばのできる場所

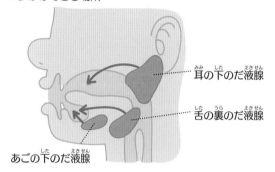

耳の下のだ液腺
舌の裏のだ液腺
あごの下のだ液腺

# ネバネバするのは、 なぜ ?

栄養をとるには、
つばは欠かせないんだね！

　つばは、出る場所によって、少し性質がちがいます。耳の下から出るつばは、サラサラですが、それ以外のつばは、ネバネバしています。このネバネバの成分は、「ムチン」とよばれるたんぱく質です。食べもので口の中がきずつかないように保護しています。

　つばは、緊張すると出にくくなり、ネバネバします。これは緊張すると、サラサラしている耳の下からのつばの量がへり、ほかの部

分からのつばがわずかに分泌されるからです。

　つばは、食べるだけではなく、うめぼしなどを見ただけでも出ます。脳が「すっぱいもの」と記憶しているため、自然に出るのです。

つばには消毒のやくわりもある。
血が出た指をペロリとなめるのも、
正しい行為なんだ

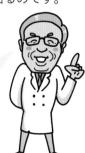

# スーパーたん

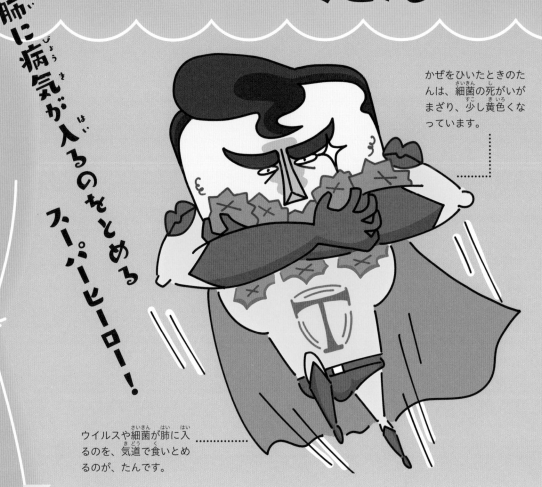

かぜをひいたときのたんは、細菌の死がいがまざり、少し黄色くなっています。

肺に病気が入るのをとめるスーパーヒーロー！

ウイルスや細菌が肺に入るのを、気道で食いとめるのが、たんです。

| 出る場所 | 種類 | 液体系 | 重要度 |
|---|---|---|---|
| 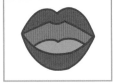 | 出るとき | かぜのとき | ★★★★★ |
| | おもな成分 | たんぱく質 | キタナイ度 ★★★★☆ |

# なぜ 出る の?

私たちは空気中の酸素をからだに取り入れて生きています。鼻などで空気をすい込むと、鼻毛や鼻水などで、空気中のゴミや細菌をブロックし（→49ページ）、その後、気道（気管や気管支）を通って、空気中にある酸素を肺におくりとどけます。

酸素が肺に到着するときは、100パーセントキレイであるひつようがあります。しかしながら、かぜなどをひき、ウイルスや細菌な

どが多く入り込むと、鼻毛や鼻水だけではブロックしきれないこともあります。

そんなとき活躍するのが「たん」です。たんは気道の分泌物で、気道に入り込もうとするウイルスなどをからめ取ってくれるのです。

そして、せきなどを通じて、からだの外に「出ていけ！」と追いやります。たんはキタナイモノと思いがちですが、じつはからだを守るスーパーヒーローなんです。

# たんは、どんな 色 なの?

かぜをひいたときのたんは、少し黄色くなっています。細菌の死がいがまざっているからです。ほかにも、緑色、赤色など、たんにはさまざまな色があります。

緑色のたんは、細菌の死がいがまざった色であることも多いのですが、ちく膿症といった病気であることもあります。赤色のたんは、せきのしすぎで喉の奥がやぶれてしまい、血液がまざってしまっている可能性も！

なお、たばこをすう大人は、たんが出やすくなります。たばこの有害な物質を、たんがからめ取るからです。しかし全部をからめと

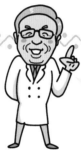

たんは、肺にばい菌が入り込む、肺炎などの病気から守ってくれているんだよ

るのはむずかしく、どうしても肺に到達してしまいます。たばこはこわい存在なのです。

●たんの種類

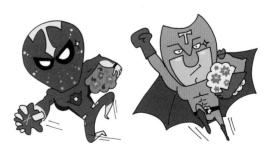

赤色のたん　　　緑色のたん

# デビル歯アカ

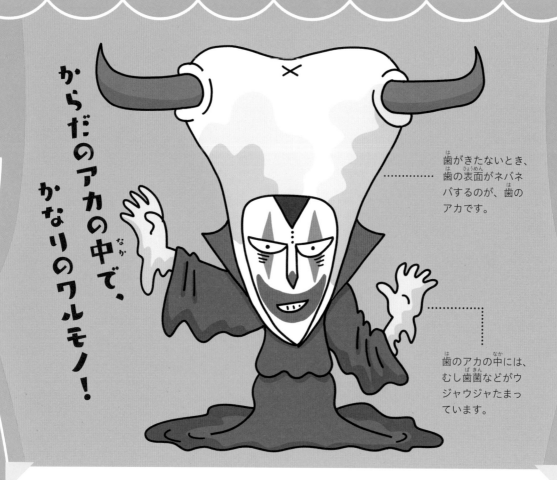

からだのアカの中で、かなりのワルモノ！

歯がきたないとき、歯の表面がネバネバするのが、歯のアカです。

歯のアカの中には、むし歯菌などがウジャウジャたまっています。

出る場所

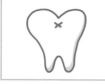

| | | |
|---|---|---|
| 種類 | **固体系** | |
| 出るとき | **歯磨きをしないと** | |
| おもな成分 | **食べカス、細菌** | |

重要度

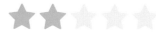

キタナイ度

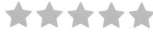

## なぜ 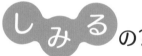 出るの?

　歯みがきをサボると、歯に出てくるのが、歯のアカです。アカですから、皮ふのアカや頭のフケの仲間のように思うかもしれませんが、からだにわるさをするという点では、歯のアカがグンを抜いています。

　歯のアカは、正式には「歯垢」といいます。歯みがきをせずに、歯がきたないと、歯の表面がネバネバしてきます。これが歯垢の正体で、この中には、むし歯菌などがウジャウジャ

たまっています。

　口の中には、つねにつば（→59ページ）がいて、むし歯菌をやっつけていますが、歯垢のネバネバは、つばの侵入をブロックします。

　無敵じょうたいとなったむし歯菌は、口に残った食べかすを食べて「酸」という物質をどんどんつくっていきます。この酸が歯をとかしていき、みんなの大きらいなむし歯に変えていくのです。

## むし歯になると、なぜ しみるの?

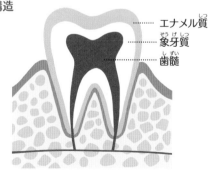

むし歯菌の数は、歯垢1ミリグラムあたり1〜2億個あるんだよ

　歯は、外がわからエナメル質、象牙質、歯髄という3つの層からできています。エナメル質は、からだの中でいちばん固く、この部分で固いものをかんだりくだいたりします。

　象牙質は黄色い物質で、歯の中心的なやくわりをになっています。細かい管が無数にはしっていて、エナメル質とのさかいまでつづいています。

　歯の心臓部といえるのが歯髄です。やわらかく、血管や神経がたくさん通っています。

　歯垢ができると、むし歯菌がエナメル質をとかしていき、象牙質まで入り込みます。そ

うすると、細かい管を刺激し、歯がしみるようになります。さらにむし歯菌が歯髄まで侵入すると、神経が直接刺激されるため、はげしい痛みを感じるのです。

●歯の構造

エナメル質
象牙質
歯髄

# 唇のささくれババ

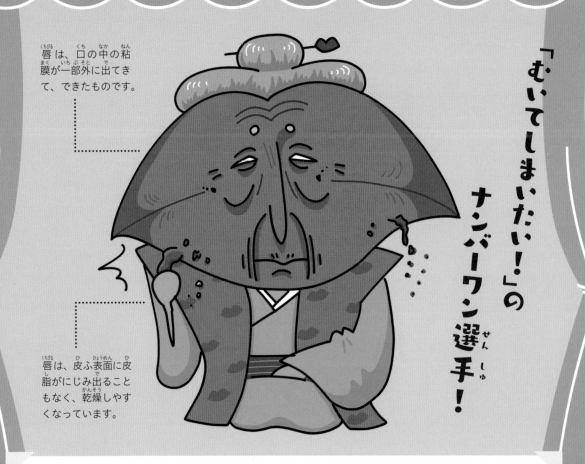

唇は、口の中の粘膜が一部外に出てきて、できたものです。

唇は、皮ふ表面に皮脂がにじみ出ることもなく、乾燥しやすくなっています。

「むいてしまいたい!」のナンバーワン選手!

## 出る場所

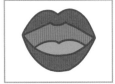

| | | 重要度 |
|---|---|---|
| 種類 | 固体系 | ★★★★★ |
| 出るとき | さむい日など | キタナイ度 |
| おもな成分 | 角質などの残がい | ★★★★★ |

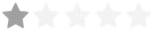

## なぜ 出る の?

　唇は、どうして、カサカサしているのでしょうか。じつは唇は、口の中の粘膜が、人間の進化の過程で一部外に出てきて、できたものです。口をひらいて、鏡でほおなどの内がわを見ると、赤色であるのがわかります。唇は、その部分といっしょなんです。

　人の皮ふの表面（表皮）は、角質層、顆粒層、有棘層、基底層の4つの層（→23ページ）からなりますが、唇は、角質層が皮ふよりもかなりうすいじょうたいで、毛も生えておらず、皮ふ表面に皮脂がにじみ出ることもありません。そのため、乾燥しやすいのです。

　唇のささくれが出るのも、唇が乾燥しているからです。とくにさむい冬の日は、乾燥した皮で表面はパリパリとなります。もっとひどいと、ひびわれて血がにじむこともあります。

● 唇のしくみ

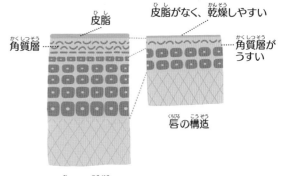

皮脂

皮脂がなく、乾燥しやすい

角質層

角質層がうすい

唇の構造

皮ふの構造

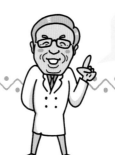

むりにむいてしまうと、正常な皮ふまでいためてしまうんだよ

## むいては いけない の?

　唇にささくれが出ると、ついその部分をつまんでひっぱろうとしがちです。でも、ぜったいに、むいてはいけません。乾燥した部分だけではなく、そのまわりの正常な皮ふまでむけてしまい、血が出てしまうからです。

　つめと皮ふのあいだにはりついて、細菌が入らないように守ってくれている、つめの生え際にある、固い皮ふの「つめの甘皮」もいじってはダメです。

　このつめの甘皮は、冬になると、乾燥してひびわれたり、ささくれが出たりします。このささくれ、ひっぱろうとすると、広い範囲にわたってむけてしまい、最後は「痛い！」と後悔することになります。

# フケ一郎

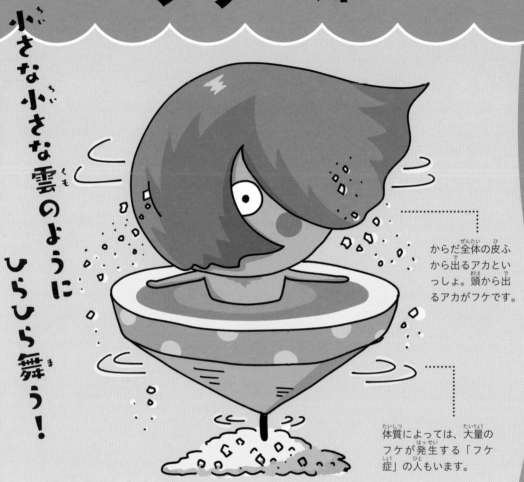

小さな小さな雲のようにひらひら舞う！

からだ全体の皮ふから出るアカといっしょ。頭から出るアカがフケです。

体質によっては、大量のフケが発生する「フケ症」の人もいます。

| 出る場所 | | | |
|---|---|---|---|
| 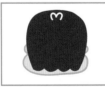 | 種類 | **固体系** | 重要度 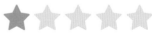 |
| | 出るとき | **つねに** | |
| | おもな成分 | **皮ふの角質** | キタナイ度 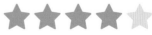 |

# なぜ 出 るの?

皮ふの表皮は、上から角質層、顆粒層、有棘層、基底層の4層でできています。

基底層でたえず新しい皮ふが生まれ、およそ28日間かけて、少しずつ上の層に向かい、最後はアカとなって、そのやくわりをおえます（→23ページ）。

アカはからだ全体の皮ふから出ますが、頭からも、アカは出ます。これが「フケ」というわけです。

フケは漢字で「雲脂」とも書きます。なるほど、半透明のフケは、たしかに小さな小さな雲のようです。頭の皮ふの表面には、びっしりとかみの毛が生えているため、とにかく小さくなるのです。

頭の皮ふが健康なじょうたいであれば、フケは目立つことはなく、シャンプーすることで自然に取りのぞかれていきます。

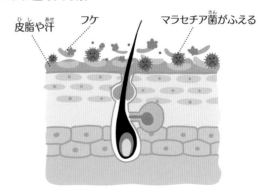

フケを飛ばすのが、大好き！

# 「フケ症」って なに ?

週に数回、かみをあらえば、自然に取れていくフケですが、体質によっては、大量のフケが発生する人もいます。これが「フケ症」です。

頭の皮ふには、その健康を守るマラセチア菌という細菌がすみ着いています。この菌は、皮脂や汗を食べて生きているのですが、かみをあらわないでいると、異常にふえて、皮ふの表面で暴れまわるようになります。そのけっか、ベトベトした大量のフケが発生するのです。

かみをあらいすぎても、大量のフケが発生します。皮脂を落としすぎたため、皮ふの表面が乾燥してしまい、それがフケとなってしまうのです。肩に白いフケが大量に落ちているのは、シャンプーのしすぎかもしれないのです。

●フケ症の人の頭

皮脂や汗　フケ　マラセチア菌がふえる

# けけけの毛

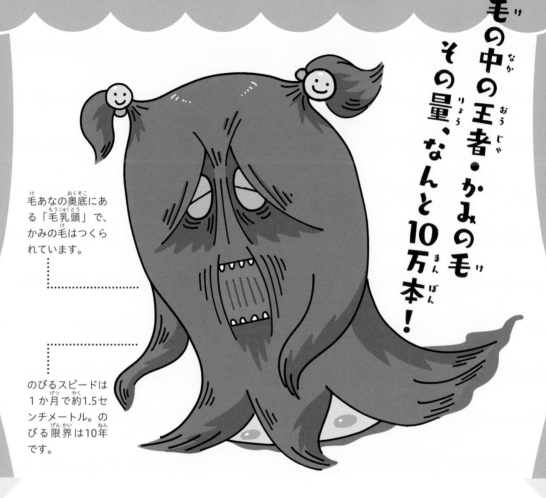

毛の中の王者・かみの毛
その量、なんと10万本！

毛あなの奥底にある「毛乳頭」で、かみの毛はつくられています。

のびるスピードは1か月で約1.5センチメートル。のびる限界は10年です。

| 出る場所 | 種類 | 体毛系 | 重要度 |
|---|---|---|---|
| 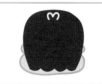 | 出るとき | つねに | ★★★★★ |
| | おもな成分 | たんぱく質 | キタナイ度 ★☆☆☆☆ |

# なぜ 出る の?

　人には、さまざまな毛が生えています。その中で、王様ともいえる存在が、かみの毛です。

　かみの毛は、のびる限界もスピードも、ほかの毛を圧倒しています。のびる限界は、ほぼ10年です。のびるスピードは1か月で約1.5センチメートルと、まゆ毛の倍。10年で、180センチメートルまではのばせるわけです。さらにすごいのが、その量です。およそ10万本！

　なぜ、かみの毛は、ほかの毛とちがって、ふさふさで、長いのでしょうか。

　その理由のひとつは、あつさから頭を守るためです。頭の中には脳がおさめられています。直射日光をあびると、脳はぼーっとしてしまいますが、それをかみの毛によって、やわらげているのです。

　また、頭がケガをするのをふせぐやくわりもあります。かみの毛がクッションになり、頭を守っているのです。

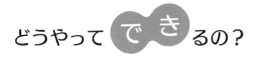

かみの毛は、あつさやケガから守ってくれるのね

# どうやって できる の?

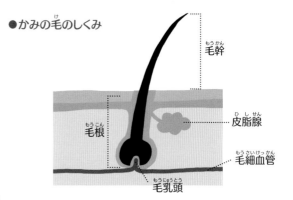

　かみの毛は、「毛幹」と「毛根」に分けられます。毛あなから出ていて、かみの毛とよばれる部分が、毛幹です。

　毛根は、毛あなの奥にあり、見ることができない部分です。いちばん底には「毛乳頭」があり、ここでかみの毛はつくられます。

　毛乳頭の周囲には「毛母」とよばれる細胞が無数に集まっており、まわりの血管から栄養を吸収し、それをエネルギーにして、分裂をくりかえしふえていきます。

　新しくつくられた細胞が、前につくられた細胞を上におし上げることで、いつしか毛のあなから出てくるのです。これがかみの毛です。そうして10年ほどのびつづけるのです。

●かみの毛のしくみ

毛幹
皮脂腺
毛根
毛細血管
毛乳頭

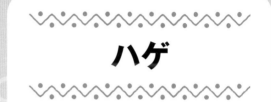

# かみの毛のなかま

かみの毛の色やかみがたは、人によってぜんぜんちがいます。
だいひょう的なものを紹介します！

## しらが

大人になると
あらわれる白いかみ！

みんなのおとうさんの頭をチェックしてみましょう。もしかしたら白いかみの毛が生えているかもしれませんよ。

## ハゲ

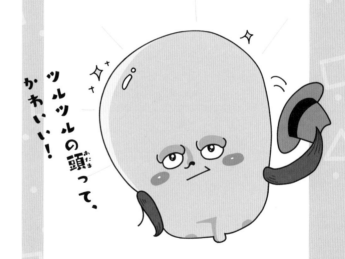

ツルツルの頭って、
かわいい！

年を取ると、かみの毛がなくなって、ハゲになる場合があります。自分からツルツルにする人もいます。

# ちゃぱつ

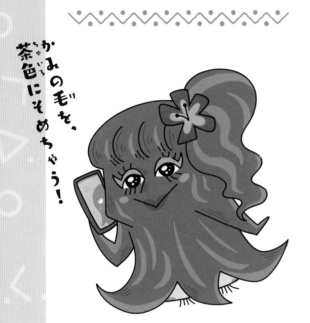

かみの毛を、茶色にそめちゃう!

女子高生などわかい人は、自分でかみの毛をそめることがあります。そのだいひょう的な色が茶色です!

# ドレッドヘア

音楽を演奏する人に多いかみの毛

かみの毛がからまり合ってロープのようなカタチになったものが、ドレッドヘアです。

# たんこぶー

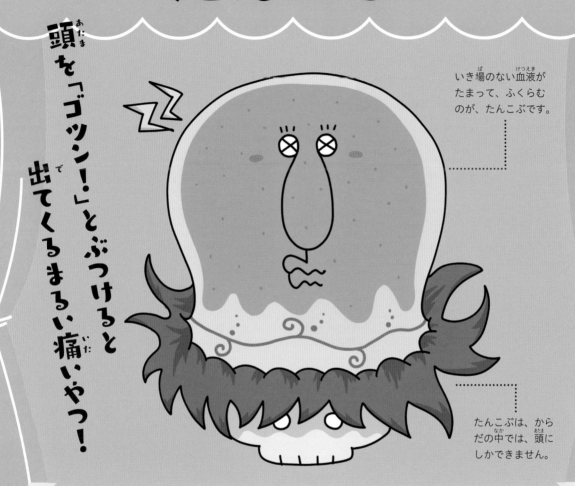

頭を「ゴッン!」とぶつけると出てくるまるい痛いやつ！

いき場のない血液がたまって、ふくらむのが、たんこぶです。

たんこぶは、からだの中では、頭にしかできません。

| 出る場所 | 種類 | 固体系 | 重要度 |
|---|---|---|---|
|  | 出るとき | 頭をぶつけたとき | ★★★☆☆ |
| | おもな成分 | 血液 | キタナイ度 ★☆☆☆☆ |

# なぜ 出る の?

　頭をゴツンとぶつけると、その部分がふくらむことがあります。これが「たんこぶ」です。みんなも、できたことがありますよね。では、うでやおしりをぶつけたとき、たんこぶができたことはありますか? ないですよね。

　頭やうで、おしりをふくめ、からだの表面を強くぶつけると、皮ふの下にある血管が切れ、血液が出てしまうことがあります。

　このとき、からだの表面がきずつくと、血液が外に出ますが、表面がふさがっている場合は、皮ふと骨のあいだにある肉の部分にた

まります。その部分は青いアザになります。

　ところが頭は、青いアザにならずに、たんこぶになります。頭の皮ふと頭がい骨のあいだにはすきまがないため、血液は外にふくらみます。これがたんこぶの正体なのです。

●たんこぶのしくみ

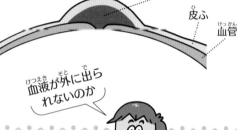

血管がやぶれ、血がたまり、ふくらむ

皮ふ

血管

血液が外に出られないのか

# たんこぶは どこに いくの?

　たんこぶができると、しばらくは痛いじょうたいがつづきますが、少しずつ痛みはやわらぎ、たんこぶも小さくなり、いつしかきえます。

　では、たんこぶのもととなった血液は、どこにいったのでしょうか。血管には「血管の外に出た血液は、血管でふたたび吸収する」という特性があり、たんこぶの血液は、血管にもどっていくのです。

　たんこぶは、血液が固まったじょうたいであることが多く、さわると固いのですが、と

きどき、やわらかいたんこぶもできます。これは血液が固まりきっていないじょうたいのたんこぶです。

　どちらも時間がたてばきえるので、それほど心配することはありません。

たんこぶができて、吐き気がつづいたり、頭痛がひどい場合は、病院にいくようにしよう

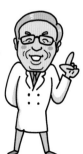

# 耳アカ地蔵

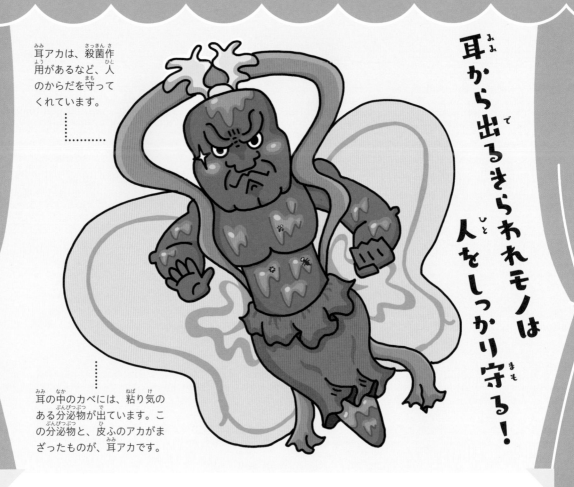

耳アカは、殺菌作用があるなど、人のからだを守ってくれています。

耳の中のカベには、粘り気のある分泌物が出ています。この分泌物と、皮ふのアカがまざったものが、耳アカです。

耳から出るきらわれモノは
人をしっかり守る！

| 出る場所 | 種類 | 固体系 | 重要度 |
|---|---|---|---|

種類　　　固体系

出るとき　つねに

おもな成分　耳の分泌物

重要度
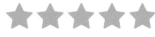
★★★★★

キタナイ度

★★★☆☆

74

## なぜ 出るの?

耳アカと聞くと、皮ふのアカと頭のフケとおなじように、皮ふの生まれ変わりによって、出ると思いがちですが、ちょっとちがいます。

耳のあなから鼓膜まではトンネル状になっていて、このカベには、粘り気のある分泌物が出ています。この分泌物と、皮ふのアカがまざったものが、耳アカなのです。

耳アカは「いらないもの」ではありません。耳アカのネバネバは、耳のあなの皮ふを守ってくれています。また、殺菌作用もあるのです。

それだけではありません。みんなは、こっそりと耳アカを口に入れたことはありませんか? ある人は「苦かった!」と口をそろえるはずです。じつは、この苦みは、虫などが耳の中に飛び込んでくるのをふせぐやくわりをはたしているのです。

耳アカは、耳を守る大切な存在なのです。

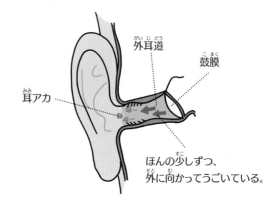

ぼくの耳アカは、ネバネバだ!

耳アカって、すごい活躍ぶり!

## 耳 そうじ は、ひつようなの?

耳のあなから鼓膜までを「外耳道」といいます。この部分は、会話や食事などのあごをうごかす動作で、ほんの少しずつ、外に向かってうごいています。耳アカは、このベルトコンベアにのって、からだの外へと追い出されていきます。つまり、耳そうじは不要なのです。

しかしながら、ネバネバタイプの耳アカの人は、耳の中にとどまる可能性もあるので、そうじをしたほうがよいでしょう。

耳アカは、粘りのある「ネバ耳」の人と、コナ状の「コナ耳」の人に分かれます。これは遺伝によって決まるため、ネバ耳ならば、一生そのままです。日本人の8割以上は「コナ耳」です。みんなは、どっちでしょうか?

●耳アカが外に出るしくみ

外耳道

鼓膜

耳アカ

ほんの少しずつ、外に向かってうごいている。

# にきびチアガール

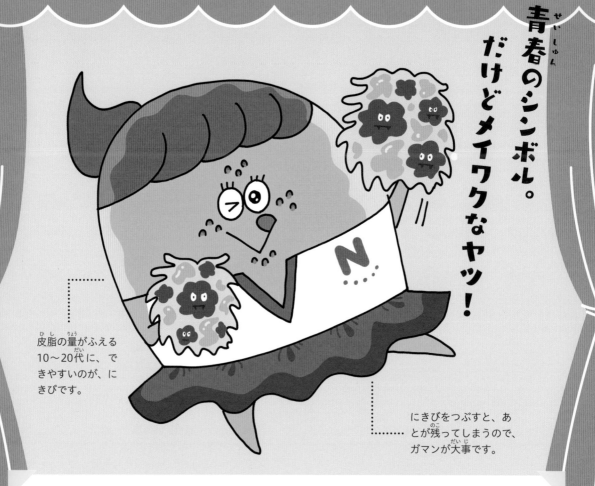

青春のシンボル。
だけどメイワクなヤツ！

皮脂の量がふえる
10〜20代に、で
きやすいのが、に
きびです。

にきびをつぶすと、あ
とが残ってしまうので、
ガマンが大事です。

出る場所

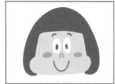

種類　　液体系

出るとき　つねに

おもな成分　皮脂、アクネ菌

重要度
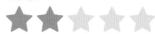

キタナイ度

## なぜ出るの?

人の毛あなから出るのは「毛」だけではありません。毛あなの近くには「皮脂腺」があり、「皮脂」とよばれる油がつくられ、皮ふの表面ににじみ出て、毛の表面を乾燥から守っています。

また、皮ふには「アクネ菌」という無害な細菌がいて、皮脂を食べながら、皮ふ病のもととなる菌などをやっつけています。

このように皮脂やアクネ菌などで、皮ふの健康は保たれていますが、皮脂の量がふえすぎると、肌のトラブルを生むようになります。

皮脂の量は10～20代がもっとも多くなります。皮脂の量がふえすぎると、皮脂は毛あなにまで入り込み、皮ふやアクネ菌とまざり、毛あなはつまり、ふさがります。その中では、アクネ菌が過剰にふえて、白い盛り上がりを見せるようになります。これが「にきび」です。

## どんな種類があるの?

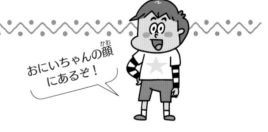

おにいちゃんの顔にあるぞ!

にきびの最初の段階は、毛あなの中のまざったものが白く透けてみえる「白にきび」です。このじょうたいでは、毛あなはふさがっています。その後、毛あながひらくと、皮脂は空気にふれて、黒くなります。これが「黒にきび」です。

このふたつのにきびは、洗顔をしっかりすれば自然になおります。しかし、つぶすとたいへんなことになります。きず口から細菌が入ることで、白血球がかけつけて、細菌を攻撃し、赤くはれあがるからです。これが「赤にきび」です。あとが残る可能性が高くなります。

にきびができると、人は「つぶしたい!」気もちになります。でも、ガマンです!

●にきびの種類

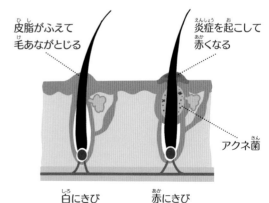

皮脂がふえて毛あながとじる

炎症を起こして赤くなる

アクネ菌

白にきび　　　赤にきび

# みずむしカユカユ

カビの一種である
「白癬菌」が、皮ふ
の角質層にふえると、
みずむしが出ます。

みずむしは、から
だのジメジメした
部分であれば、ど
こにもで出ます。

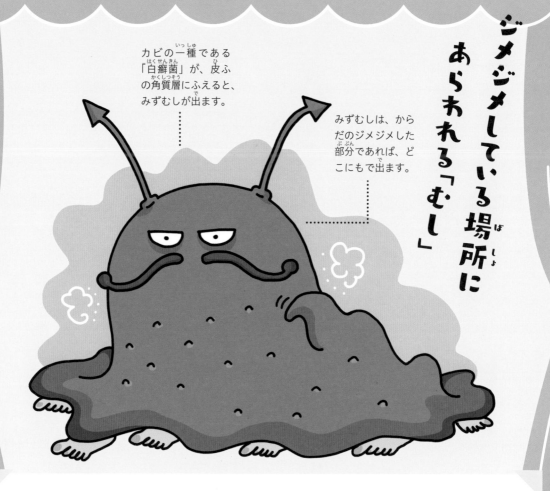

| 出る場所 | | 種類 | 固体系 | 重要度 |
|---|---|---|---|---|
| 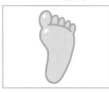 | | 出るとき | ジメジメ時 | ★☆☆☆☆ |
| | | おもな成分 | カビ | キタナイ度 ★★★★☆ |

# なぜ 出る の?

　足の指と指のあいだに、小さなみずぶくれのようなものができることがあります。これが「みずむし」です。

　みずむしといっても、自然界にいる「虫」がわるさをしているわけではありません。みずむしは、カビの一種である「白癬菌」が、皮ふの角質層にふえたことで起こる、皮ふの病気です。

　カビは、しめったジメジメしたところが大好きです。足はくつ下やクツをはくため、その中は、いつもジメジメしています。そのため、みずむしができやすいのです。

　ところで、なぜみずむしという名前なのでしょうか。江戸時代、農民が田んぼの水の中で作業をしていると、足に水ぶくれができることが多く、田んぼの中の「虫」のしわざだと考えられていたからなのです。だから、みずむしなのです。

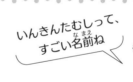

ジメジメしたところが大好きなのね

# 足 以外 にも出るの?

　みずむしは、足の指と指のあいだにだけできるわけではありません。からだのジメジメした部分であれば、どこにでもできる可能性があります。とくに、脇の下、頭、太ももの内がわは、出やすい場所です。

　ユニークなのは、出る場所がちがうと、名前も変わるという点です。太ももの内がわに出るのは「いんきんたむし」といいます。いんきんたむしは、みずむしと症状もちがって、赤い斑点があらわれる特徴があります。

　みずむしと、そのなかまたちは、つゆから夏にかけてのしめった季節が大好きです。ふ

いんきんたむしって、すごい名前ね

だんから、からだを清潔にしておきましょう。

●みずむしのなかまたち

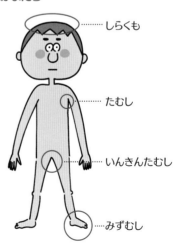

……… しらくも

……… たむし

……… いんきんたむし

……… みずむし

79

# えくぼっくり

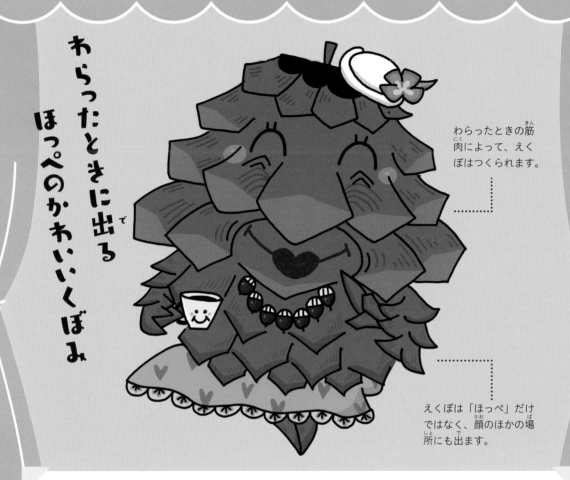

わらったときに出るほっぺのかわいいくぼみ

わらったときの筋肉によって、えくぼはつくられます。

えくぼは「ほっぺ」だけではなく、顔のほかの場所にも出ます。

| 出る場所 | | 重要度 |
|---|---|---|
|  | 種類　　**皮ふ系** | ★☆☆☆☆ |
| | 出るとき　**わらったとき** | キタナイ度 |
| | おもな成分　**筋肉** | ★★★★★ |

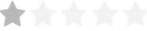

## なぜ出るの?

　赤ちゃんや子どもがわらうと、ほっぺに小さなくぼみができることがあります。これが「えくぼ」です。

　からだの筋肉は、骨から骨へとつながっていますが、顔の筋肉（表情筋）は、その一部が顔の皮ふとつながっています。

　わらったりするとき、表情が変わるのは、表情筋とともに顔の皮ふもうごくからです。表情筋の数は、10種類以上ありますが、わらい顔は、この中の何種類かの筋肉によって生まれます。この中の「大頬骨筋」と「笑筋」によって、えくぼはつくられるといわれています。

　笑筋は、口の両脇にある横長の表情筋で、大頬骨筋は、口の両脇からほおに向かってある表情筋です。わらうと、これらの筋肉がうごき、そのあいだにすきまができ、皮ふがひっぱられ、小さくくぼむのです。

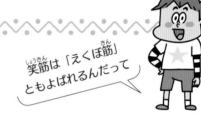

笑筋は「えくぼ筋」ともよばれるんだって

## ほっぺ以外でも出るの?

　えくぼは「ほっぺ」にだけ、出るわけではありません。顔のほかの部分にも、いくつか出る場所があります。

　そのひとつが、目の下とほおの上に、横向きにあさく出るえくぼです。インディアン（アメリカの先住民）がするメイクに似ているため、「インディアンえくぼ」ともよばれています。表情筋のうち、眼角筋と大頬骨筋、小頬骨筋によってつくられているといわれています。

　ほかにも、口の両脇のすぐ横に出るえくぼや、ほっぺに縦長に出るえくぼもあります。

　えくぼがでやすいのは、皮ふの下に、脂肪が多く、やわらかい人です。みんなは、どんなえくぼが出るかな?

●えくぼの種類

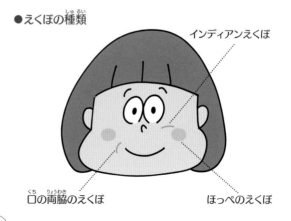

インディアンえくぼ

口の両脇のえくぼ

ほっぺのえくぼ

# つめマモル

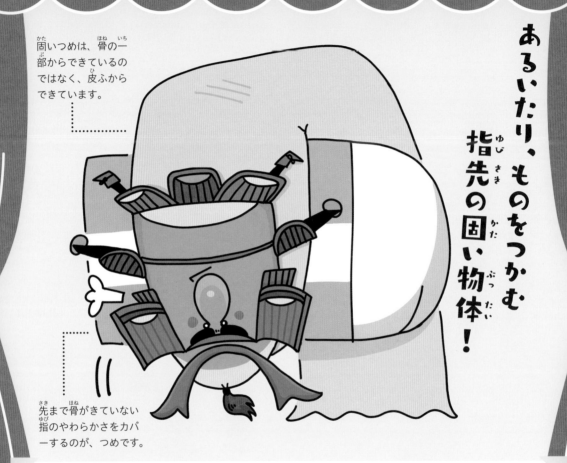

固いつめは、骨の一部からできているのではなく、皮ふからできています。

あるいたり、ものをつかむ指先の固い物体！

先まで骨がきていない指のやわらかさをカバーするのが、つめです。

| 出る場所 | | |
|---|---|---|
| 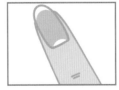 | 種類 | 皮ふ系 |
| | 出るとき | つねに |
| | おもな成分 | 皮ふ |

重要度
★★★★★

キタナイ度
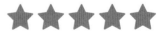

## なぜ 出 るの?

指先は、とてもやわらかくできています。指先ぎりぎりまで骨があると、骨がきずついてしまうため、先っぽまでは骨がきていないのです。

しかしこれでは、やわらかすぎて、うまくモノをつかんだり、ひっぱったりできません。

そこで大きなやくわりをはたすのが、つめです。つめがささえになることで、指のやわらかさをカバーしているのです。

また、かゆいところをかくときなどは、つめ自体が大活躍します。蚊に刺されてふくらんだところにバッテンをつけるのも、つめがあるからこそです。

足のつめも、立ったりあるいたりするときに欠かせない存在です。あるくときには、つめが足の指先をささえて、けり出す力をつくり出しています。みんながふつうに日常生活をすごせているのは、つめが出ているからなのです。

つめって、かなり大切な存在なんだなぁ

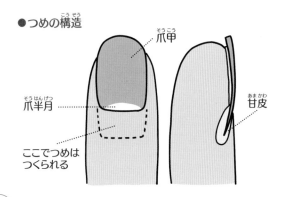

## なぜ のび るの?

つめは固いため、骨の一部だと思うかもしれませんが、じつは、皮ふからできています。皮ふのいちばん外がわは、角質層ですが（→23ページ）、この部分が固くなってできるのが、つめなのです。角質層の細胞は死んでいるため、痛さを感じることはありません。つめを切っても、痛くないのは、このためです。

皮ふは、つねに内がわから新しい細胞がつくられ、それが上へ上へとおし上げられ、最終的にアカとなりますが、つめもいっしょです。だから、毎日のびつづけているのです。

手の指のつめののびる早さは、1日約0.1ミリメートル。1か月で約3ミリメートルのびます。足の指は、その半分のスピードです。

● つめの構造

爪甲

爪半月

甘皮

ここでつめはつくられる

# ワキ毛かめん

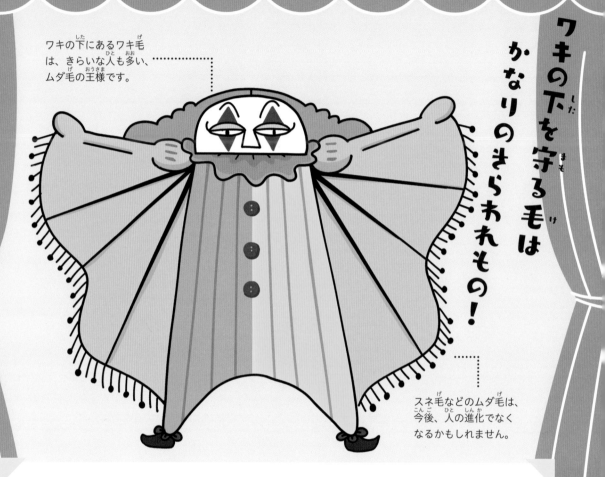

ワキの下にあるワキ毛は、きらいな人も多い、ムダ毛の王様です。

ワキの下を守る毛はかなりのきらわれもの！

スネ毛などのムダ毛は、今後、人の進化でなくなるかもしれません。

出る場所

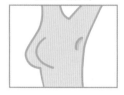

| 種類 | 体毛系 |
|---|---|
| 出るとき | つねに |
| おもな成分 | たんぱく質 |

重要度
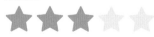

キタナイ度
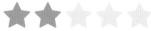

## なぜ 出るの?

　夏が近づくと「ムダ毛の処理は早めに」といったテレビＣＭがながれます。ムダ毛とは、ふだんの生活をおくる上で、ひつようではないとされる体毛のこと。

　このムダ毛の王様といったら、ワキの下にある「ワキ毛」で決まりです。人によっては、かなりきらわれています。それなのに、なぜ、からだから出るのでしょうか。

　じつは、ワキ毛には「ワキの下を守る」という立派なやくわりがあります。ワキの下の皮ふは、ほかの皮ふよりもうすいため、ワキ毛によって守られているのです。うでをうごかすとき、ワキの下は皮ふ同士がスレます。それをやわらげるやくわりもあります。

　また、ワキの下の汗がながれ落ちるのをとめるのも、ワキ毛の仕事です。ワキの下は、汗をかきやすい場所のため、ワキ毛が防波堤となっているのです。

## どんなムダ毛が あるの?

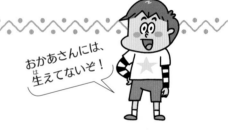

おかあさんには、生えてないぞ!

　ワキ毛のほかにも、ムダ毛のレッテルをはられている毛は多くあります（→86ページ）。スネ毛や指毛、うで毛も、人によっては「あるのがしんじられない!」という存在です。

　私たちの祖先は、服を着る習慣がなく、体毛で体温を保っていました。外からの衝撃をやわらげるのも、体毛のやくわりでした。

　その後、人は服を着るようになり、体毛に頼らなくても、体温の調節ができるようになりました。スネ毛などは、かみの毛などに比べて、かなりうすいですよね。これは人間の進化によるものなのです。もしかしたら、将来、スネ毛など一部のムダ毛は、人のからだからきえることもあるかもしれません。

●ムダ毛のある場所

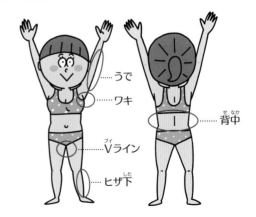

うで
ワキ
Ｖライン
ヒザ下
背中

# 毛のなかま

私たちのからだには、いろいろな場所から毛が生えています。
中でもユニークな毛を紹介します。

## スネ毛

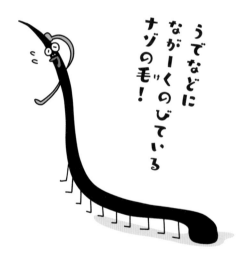

スネに生える男の人に多い毛

夏になると、短パンをはいた男の人の足からたくさんの毛が生えていることがあります。これがスネ毛です！

## 一本毛

うでなどにながーくのびているナゾの毛！

うでやまゆ毛をながめると、長い毛が1本だけ生えているかもしれません。その毛は「しあわせをよぶ毛」といわれています。

# むな毛

むな毛の多い人は、なんかワイルド！

おとうさんのむねには、毛がたくさん生えていますか？　それがむな毛です。少ない人も多くいます。

# 指毛

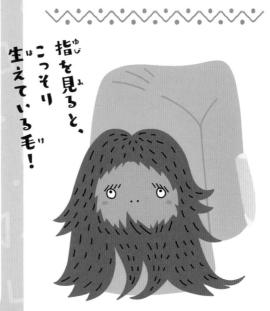

指を見ると、こっそり生えている毛！

毛は、指にも生えます。なぜ生えているのか、さっぱりわかりませんが、けっこうかわいいですよね。

# 母乳マミー

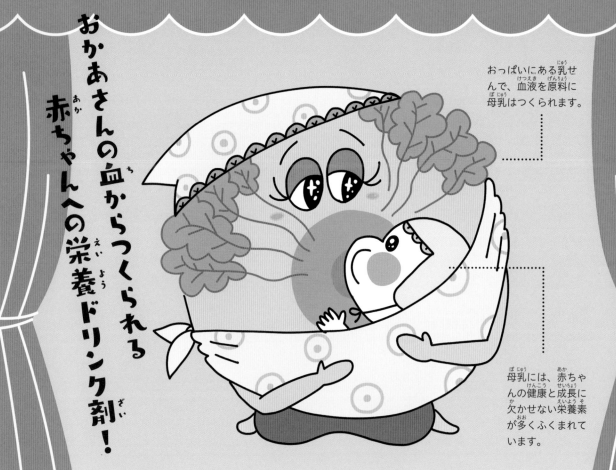

おかあさんの血からつくられる赤ちゃんへの栄養ドリンク剤！

おっぱいにある乳せんで、血液を原料に母乳はつくられます。

母乳には、赤ちゃんの健康と成長に欠かせない栄養素が多くふくまれています。

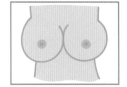

## 出る場所

| | | 重要度 |
|---|---|---|
| 種類 | 液体系 | ★★★★★ |
| 出るとき | 赤ちゃんがいるとき | キタナイ度 |
| おもな成分 | 血液 | ☆☆☆☆☆ |

# なぜ 出 るの?

　赤ちゃんのときに、どうして、おかあさんのおっぱいから出る「母乳」をたくさん飲むのでしょうか。

　母乳には、たんぱく質、脂質、ビタミン、糖質、ミネラルなど、赤ちゃんの健康と成長に欠かせない栄養素がたくさんふくまれています。さらに、いろいろな病気をやっつけるための細胞（免疫といいます）もふくまれています。

　人の免疫はおもに2種類あります。かぜなどの病気をやっつける、生まれつきもっている免疫と、一度病気になったときに、その病気とたたかうためにつくられた免疫です。生まれてすぐの赤ちゃんは、免疫の数はそれほど多くはありません。

　そこで、おかあさんが自分のからだでつくった免疫を、母乳というカタチで、赤ちゃんにあげているのです。

> ありがとうママ！
> 大好き！

# どうやって で き るの?

　母乳は、おかあさんの血液でできています。「え？」と、おどろく人も多いのではないでしょうか。おっぱいの中には、「乳せん」とよばれるところがあり、赤ちゃんができると女性ホルモンのはたらきで、母乳がつくられます。

　母乳をつくるには、赤ちゃんの手助けもひつようです。赤ちゃんが一生懸命におかあさんの乳首をすうことで、プロラクチンやオキシトシンなど女性ホルモンのはたらきを活発化させて、多くの母乳がつくられるのです。

　人によって、月日に差はありますが、いつしか赤ちゃんは母乳から卒業します。そうすると、乳首への刺激もなくなり、おかあさんの母乳づくりもおわるのです。

●女性ホルモンのはたらき

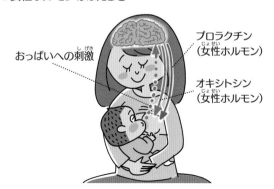

おっぱいへの刺激

プロラクチン
（女性ホルモン）

オキシトシン
（女性ホルモン）

# ゲロリオン

脳がこん乱すると、口から出る黄緑色のいやなやつ

胃液や、消化されずに残っていた食べもの、胆汁などが、ゲロの成分です。

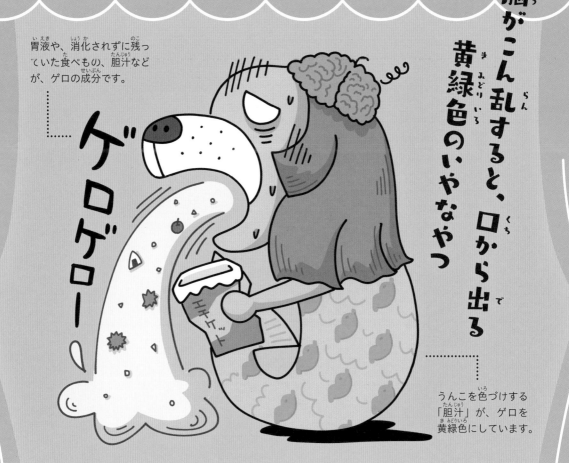

ゲロゲロー

うんこを色づけする「胆汁」が、ゲロを黄緑色にしています。

| 出る場所 | 種類 | 液体系 | 重要度 |
|---|---|---|---|

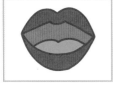

| 出るとき | 酔ったとき |
|---|---|

| おもな成分 | 胃液など |
|---|---|

重要度 ★★☆☆☆

キタナイ度 ★★★★☆

## なぜ 出 るの?

　人が、まっすぐ立っていられるのは、耳の奥にある、三半規管と前庭とよばれる部分のおかげです。ここでいろいろな情報を脳につたえて、からだのバランスを取っています。

　この情報は目にもつたわり、ゆれやかたむきにあわせて眼球はうごき、目に見えるものがとまって見えるようにします。でも、予測できないゆれがつづくと、目は修正ができず、耳の奥からの情報と目のうごきがズレて、脳がこん乱します。すると、からだの調子をととのえる神経が乱れ、胃腸のはたらきもわるくなり、ゲロがはき出されるのです。

脳が混乱、しちゃっているのね

## どうして でき るの?

　胃の中には、食べものをとかすための胃液が多く満たされています。ゲロの中身は、この胃液や、消化されずに残っていた食べもので構成されます。さらに、うんこを茶色に色づけする「胆汁」もまざっていて、ゲロを黄緑色にします。

　ゲロは、乗り物酔いだけではなく、からだにとってわるい食べものを食べたときにも、出ます。食べすぎたり、飲みすぎたり、腐ったものを食べたりすると、胃の中が「これは体内に入れてはダメだ」と判断し、ゲロとして口から出そうとするのです。

ゲロをはくと、水分不足になるから、しっかり水を飲むことが大切だよ

もっと教えて！

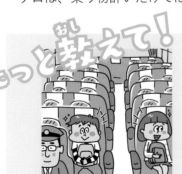

クルマの前方にすわると乗り物酔いをしにくくなる

### 乗り物酔いをふせぐには？

　クルマの運転手は、あまり乗り物酔いをしません。クルマのうごきを予測できるため、耳の奥からの情報と目のうごきにズレが生じないからです。そのため、クルマの進む方向がはっきりわかる場所にすわると、酔いにくくなります。前方の席にすわるようにしましょう。

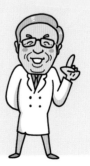

# 好きなキャラクターをさがそう！

からだから出る「カタチのある」ものの中で、みんなはどのキャラクターがいちばん好きかな？
100点満点で、親や友だちと点数をつけていきましょう！

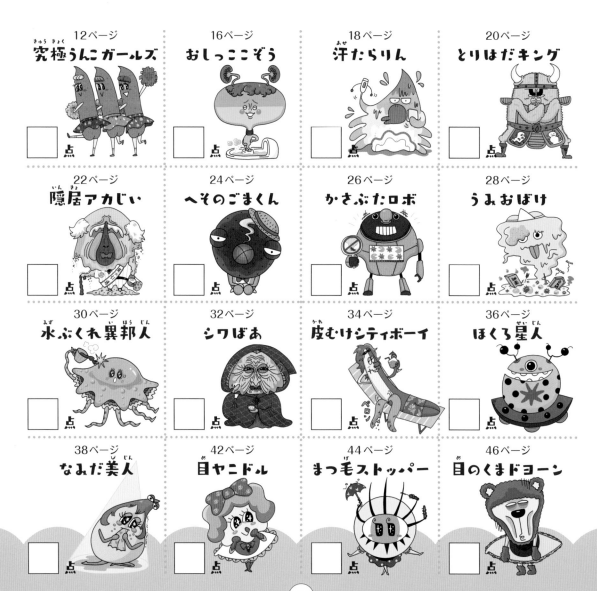

12ページ
究極うんこガールズ
□ 点

16ページ
おしっここぞう
□ 点

18ページ
汗たらりん
□ 点

20ページ
とりはだキング
□ 点

22ページ
隠居アカじい
□ 点

24ページ
へそのごまくん
□ 点

26ページ
かさぶたロボ
□ 点

28ページ
うみおばけ
□ 点

30ページ
水ぶくれ異邦人
□ 点

32ページ
シワばあ
□ 点

34ページ
皮むけシティボーイ
□ 点

36ページ
ほくろ星人
□ 点

38ページ
なみだ美人
□ 点

42ページ
目ヤニドル
□ 点

44ページ
まつ毛ストッパー
□ 点

46ページ
目のくまドヨーン
□ 点

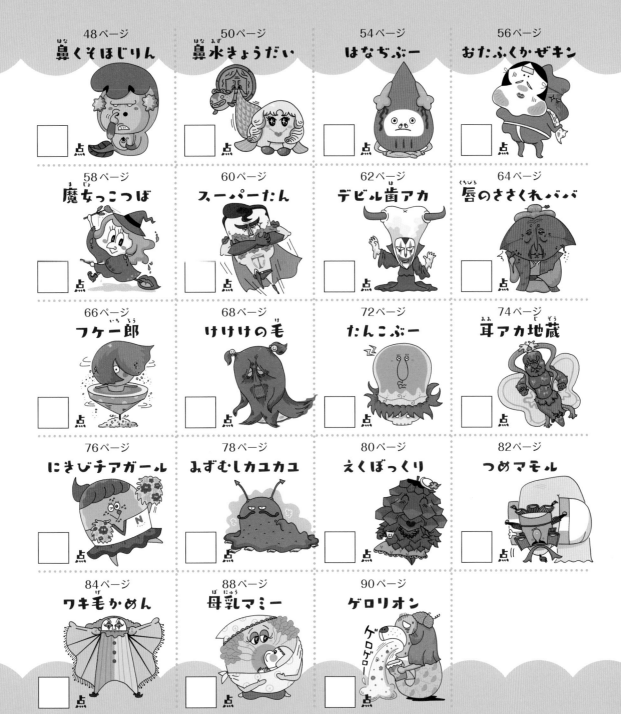

48ページ
鼻くそほじりん
□ 点

50ページ
鼻水きょうだい
□ 点

54ページ
はなぢぶー
□ 点

56ページ
おたふくかぜキン
□ 点

58ページ
魔女っこつば
□ 点

60ページ
スーパーたん
□ 点

62ページ
デビル歯アカ
□ 点

64ページ
唇のささくれババ
□ 点

66ページ
フケ一郎
□ 点

68ページ
けけけの毛
□ 点

72ページ
たんこぶー
□ 点

74ページ
耳アカ地蔵
□ 点

76ページ
にきびチアガール
□ 点

78ページ
みずむしカユカユ
□ 点

80ページ
えくぼっくり
□ 点

82ページ
つめマモル
□ 点

84ページ
ワキ毛かめん
□ 点

88ページ
母乳マミー
□ 点

90ページ
ゲロリオン
□ 点

# 監修者より、みなさんへ

『カラダから出る「カタチのある」もの"キャラクター図鑑"』は、たのしみながら読めたでしょうか？

「からだから出るもの」を、ユニークなキャラクターで表現したのは、みなさんに、うんこや鼻くそ、つばなどに、あいちゃくをもってもらいたかったからです。

　いまの日本人は、からだから出るものに対して、ワルモノのイメージをもちがちです。コンビニやスーパーでは、からだのにおいをけすグッズが多く売っています。

　うんこなんて、ワルモノのトップの存在にずっといます。みんなは、学校でうんこをしていますか？　「はずかしいから、家にかえってからする」という人も多いのではないでしょうか。

　赤ちゃんは、うんこのにおいを「ママがそばにきてくれる、いいにおい」だと思っています。でも、成長するにしたがって、「キタナイもの」と思

いはじめます。おかあさんがうんこをきらっているらしいと理解するからです。

　でも、この本で紹介したように、うんこはからだの健康に欠かせない存在です。鼻くそもおしっこも、汗も、出なくなったら、すぐに病気になってしまいます。

　もちろん、歯みがきをして、むし歯ができないようにすることは大切なことです。でも、からだから出るものを、すべてワルモノあつかいしないでください。からだから出るものは、もとは自分のからだの一部であったものです。いわば、みんなの"分身"です。

　この本をきっかけに、からだから出るものに対して、あいちゃくをもって接してくれたら、私はとてもうれしいです。

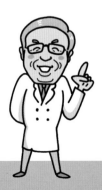

東京医科歯科大学名誉教授　藤田紘一郎

藤田紘一郎（ふじた・こういちろう）
1939 年、旧満州生まれ。東京医科歯科大学医学部卒業。東京大学医学系大学院修了。医学博士。金沢医科大学教授、長崎大学医学部教授、東京医科歯科大学教授を経て、東京医科歯科大学名誉教授。専門は寄生虫学、熱帯医学、感染免疫学。1983 年、寄生虫体内のアレルゲン発見で小泉賞を受賞。2000 年、ヒト ATL ウィルス伝染経路などの研究で日本文化振興会・社会文化功労賞、国際文化栄誉賞受賞。主な近著に『脳はバカ、腸はかしこい』（三五館）、『毛細血管は「腸活」で強くなる　アンチエイジングの切り札！』『腸をダメにする習慣、鍛える習慣』（以上ワニ・プラス）など。

とげとげ。
元ナースのイラストレーター＆漫画家。アメーバ公式トップブロガーで、育児 4 コマ漫画ブログ「ママまっしぐら！」を運営中。そのほか雑誌や WEB 媒体で育児、看護師漫画やルポ漫画を掲載中。

うんこ、鼻くそ、つば、目ヤニ……。あいつらは偉大な存在！

# カラダから出る「カタチのある」もの "キャラクター図鑑"

2020 年 2 月 17 日　発　行　　　　　　　　　　　　　　　　　　　　NDC490

監　修　藤田紘一郎
イラスト　とげとげ。
発行者　小川雄一
発行所　株式会社 誠文堂新光社
　　　　〒113-0033 東京都文京区本郷 3-3-11
　　　　［編集］電話 03-5800-5753
　　　　［販売］電話 03-5800-5780
　　　　https://www.seibundo-shinkosha.net/
印刷所　株式会社 大熊整美堂
製本所　和光堂 株式会社

ISBN978-4-416-52032-1